2€

Manger paléo

Marc-Olivier Schwartz & Thomas Renoult

Conception graphique et réalisation : Catherine Julia

Illustrations : Idée Graphic (Toulouse)
Crédits photo :
© Marc-Olivier Schwartz, © Shutterstock, © Fotolia, © iStockphoto

Imprimé par France Quercy à Mercuès (France)
N° d'impression : 40899

Dépôt légal : 1er trimestre 2014

ISBN 978-2-36549-070-2

www.thierrysouccar.com

Sommaire

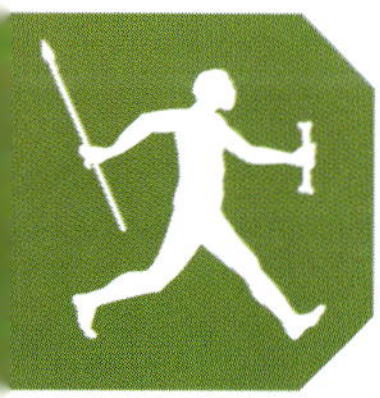

Avant-propos

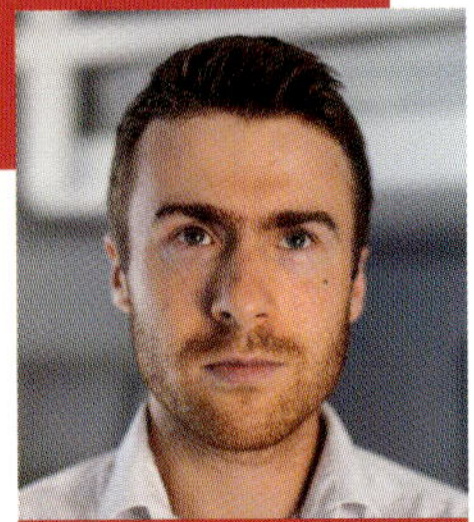

Marc-Olivier Schwartz

« J'ai personnellement adopté l'alimentation paléo en 2009 dans le but de perdre du poids et, pendant les années qui ont suivi, j'ai appris énormément sur le sujet et les avantages de cette alimentation par rapport à d'autres régimes comme le régime Dukan ou le régime WeightWatchers.

En 2012, j'ai créé un blog, www.vivrepaleo.fr, sur lequel je partage régulièrement mes connaissances sur l'alimentation paléo et plus généralement le mode de vie paléo afin que d'autres puissent adopter cette alimentation et atteindre leurs objectifs : perdre du poids, gagner de la masse musculaire ou tout simplement retrouver la forme. Désormais, ce sont des milliers de personnes qui visitent le blog chaque mois.

Avec ce livre, je voulais aller plus loin. Parmi mes lecteurs, de nombreuses personnes m'ont fait savoir qu'elles maîtrisaient mal les bases de l'alimentation paléo et, lorsqu'elles les maîtrisaient, qu'elles manquaient souvent d'inspiration pour élaborer des recettes paléo. D'autres craignaient que les plats paléo soient fades comparés à des plats plus riches en féculents ou en sauces. Le but de cet ouvrage est de montrer que l'alimentation paléo peut être aussi goûteuse et variée que l'alimentation moderne, tout en étant très simple.

Ce livre est composé de deux parties. La première est une introduction à l'alimentation paléo. Je retracerai son histoire, je vous donnerai les bases pour cuisiner, des astuces pour réussir à changer progressivement d'alimentation et tous les bénéfices en termes de bien-être et de santé que vous pouvez en retirer. La deuxième partie du livre est constituée d'une sélection de recettes paléo élaborées par mon ami Thomas, chef cuisinier. Ces recettes sont à la fois simples à préparer et offrent une multitude de saveurs : des entrées, des plats dont certains sont adaptés aux végétariens (manger paléo, ça n'est pas que manger de la viande !) mais également des desserts.

J'espère que vous prendrez autant de plaisir à lire ce livre que nous en avons eu à l'écrire. Bon appétit ! »

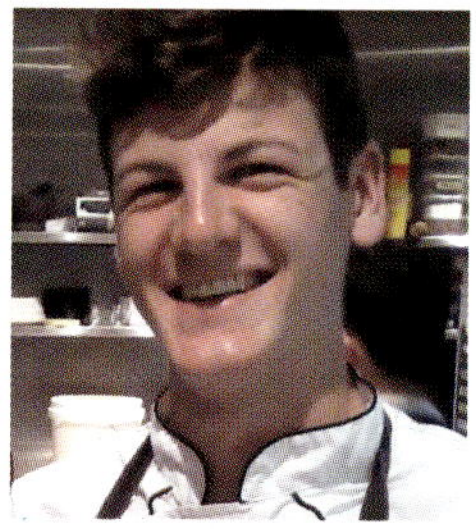

THOMAS RENOULT

« J'ai rencontré Marc-Olivier en 2013 à Auckland (Nouvelle-Zélande). Deux Français à l'autre bout du monde, lui blogueur sur l'alimentation paléo et moi passionné par cette cuisine : autant de raisons qui nous ont poussés à écrire ce livre et nous ont permis d'ouvrir ce chemin de l'alimentation paléo à l'Hexagone.

Dans ces pages, j'ai sélectionné une combinaison de recettes correspondant le plus fidèlement au style de vie paléo, en respectant de manière stricte la liste des aliments autorisés. J'ai été attentif à ne pas créer de recettes trop longues ou trop difficiles à réaliser tout en conservant les plaisirs d'un bon plat préparé maison.

J'espère pouvoir prouver ainsi qu'il est possible d'adopter une alimentation paléo tout en l'appréciant au quotidien.

En espérant que vous savourerez nos recettes comme nous avons apprécié les élaborer. »

Manger paléo

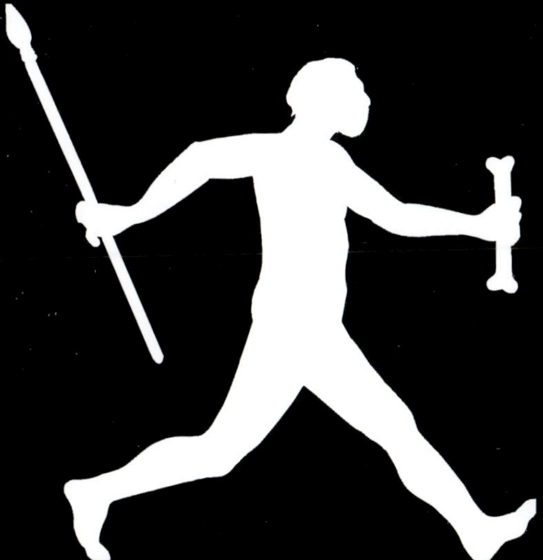

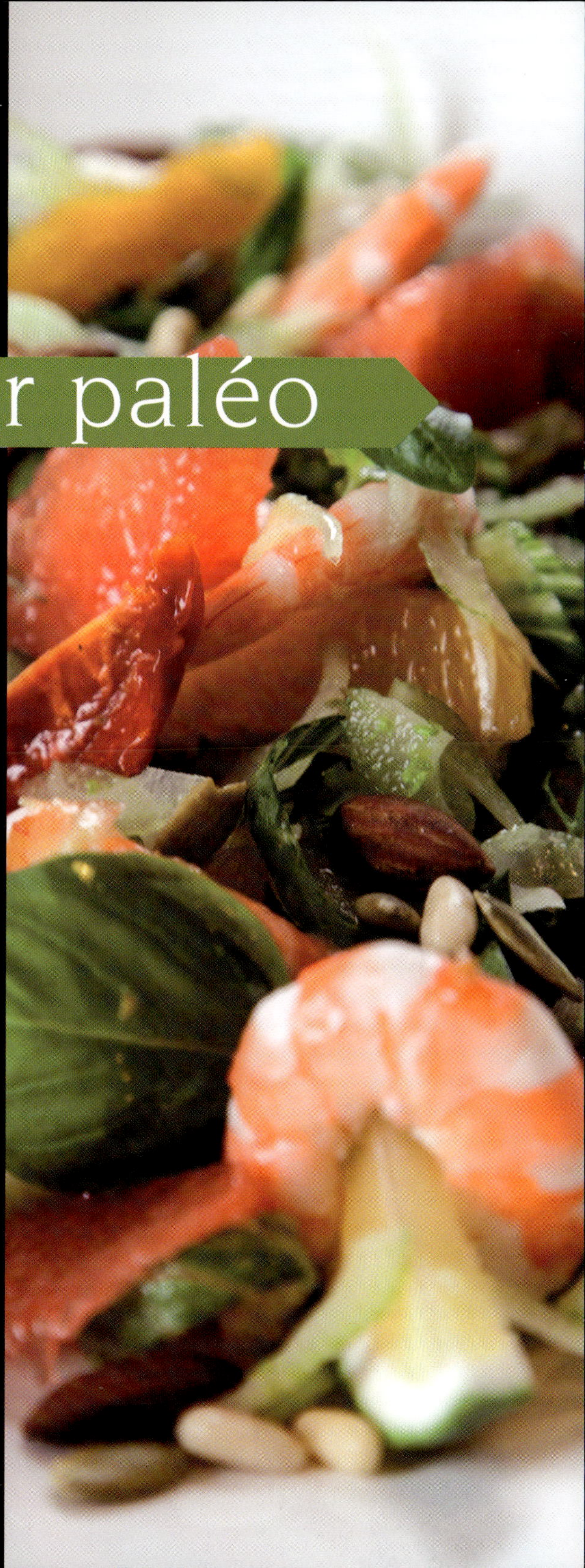

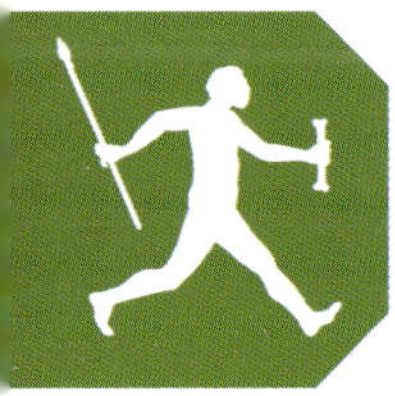

Mon expérience avec l'alimentation paléo

Je vais être honnête : je n'ai jamais eu de sérieux problèmes de poids et, pendant une grande partie de ma vie, je n'ai pas du tout fait attention à mon alimentation. Cela n'était pas vraiment un problème durant mon adolescence, j'étais mince avec un taux de graisse corporelle normal mais comme je ne faisais pas du tout de sport, j'étais plutôt chétif. Autant le dire, je ne me sentais pas très bien dans mon corps.

Les choses se sont gâtées quand j'ai commencé à vivre loin de mes parents pour mes études. Là, tout y passait : gâteaux, pâtes en grande quantité, fast-foods, nourriture de mauvaise qualité... Je ne prévoyais absolument rien concernant ce que je mangeais, je privilégiais la nourriture la moins chère possible, et surtout je n'avais aucune idée de ce qui était bon ou pas pour moi.

Quand j'ai finalement pris du poids, j'ai commencé par faire du sport, à savoir de la course à pied et de la musculation. J'ai rapidement découvert que, pour obtenir de bons résultats dans ces sports, il fallait non seulement les pratiquer régulièrement, mais il fallait surtout une grande discipline. J'ai donc recherché à optimiser ma pratique afin de maximiser mes résultats.

C'est exactement ce que j'ai voulu faire avec mon alimentation. Encore une fois, mon poids était sous contrôle grâce au sport, mais j'en avais assez de manger toute cette nourriture industrielle. Je voulais apprendre à optimiser mon alimentation pour me sentir bien dans mon corps. Mon objectif allait bien au-delà de la simple perte de poids.

J'ai donc fait de nombreuses recherches sur Internet afin de trouver la meilleure façon de manger. Comme j'avais également en tête l'objectif d'optimiser ma prise de masse musculaire, je me suis naturellement tourné vers l'alimentation recommandée par la plupart des gens qui pratiquent la musculation : une alimentation riche en glucides et en protéines. Je me suis mis à manger énormément de pâtes, de riz, de céréales... J'ai eu de bons résultats en termes de prise de masse musculaire, mais je ne me sentais toujours pas bien dans mon corps. J'avais réussi à supprimer de mon alimentation de nombreux aliments industriels, mais quelque chose n'allait pas. J'étais souvent fatigué et, en plus de la masse musculaire, je prenais aussi beaucoup de masse graisseuse.

J'ai donc continué mes recherches en quête de l'alimentation idéale. C'est alors que j'ai découvert l'alimentation paléo en visitant un blog qui n'existe plus aujourd'hui. Je dois dire qu'au début, les propos de l'auteur m'ont stupéfié : il prétendait que s'alimenter comme nos ancêtres était le meilleur moyen de rester en bonne santé.

Il conseillait donc de manger de la viande, du poisson, des œufs, des noix, des fruits et des légumes et d'éviter les aliments trop récents à l'échelle de l'évolution de même que les produits transformés (sucres, céréales sous toutes leurs formes, légumineuses, laitages).

Pourtant je trouvais que certains de ses arguments étaient pleins de bon sens. Par exemple, le fait de revenir à une alimentation 100 % naturelle, en consommant uniquement des aliments qui étaient disponibles bien avant l'avènement de l'agriculture, me semblait pertinent.

J'ai donc passé des semaines à me documenter sur ce type d'alimentation et j'ai rapidement réalisé qu'elle était faite pour moi. J'ai compris qu'il s'agissait de la seule alimentation véritablement adaptée à mon organisme. Au fil de mes recherches, j'ai découvert qu'il y avait déjà d'immenses groupes de personnes, en particulier aux États-Unis, qui suivaient une alimentation paléo. J'ai donc interagi avec certaines d'entre elles, qui m'ont alors conseillé la lecture de plusieurs ouvrages :

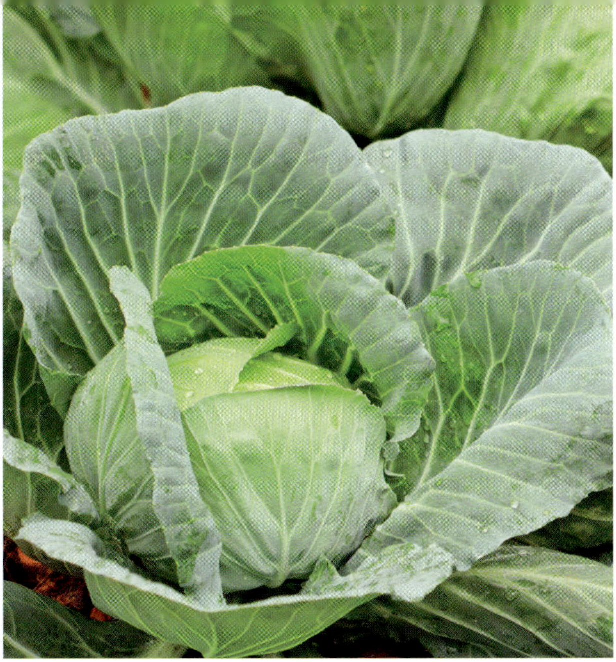

L'alimentation paléo fait la part belle aux légumes et aux fruits.

The Paleo Diet de Loren Cordain, *The Paleo Solution* de Robb Wolf, *The Primal Blueprint* de Mark Sisson[1]. Inutile de vous dire que je les ai dévorés en quelques semaines. Cette alimentation paléo, l'alimentation des origines de notre espèce, m'a permis d'avoir une vision claire de ce qui était bon ou non pour moi. Et les résultats ne se sont pas fait attendre. Après avoir suivi à la lettre pendant trois semaines ce mode alimentaire, je me suis senti beaucoup mieux. J'avais bien plus d'énergie qu'auparavant.

Durant les années qui ont suivi, j'ai observé la façon de manger de plusieurs de mes proches, membres de ma famille ou amis. Ce que j'ai vu, et que je vois encore tous les jours, est édifiant. Nombre d'entre eux ont des problèmes de poids, ils en sont conscients mais ils ne changent rien à leur alimentation car ils ignorent tout simplement ce qu'il faut faire pour mieux manger. J'espère que ce livre les éclairera.

1 Ce livre a été traduit en français : *Le modèle paléo*, aux éditions Thierry Souccar, 2012.

Pourquoi manger paléo ?

Avant d'entrer dans le vif du sujet et voir comment préparer des recettes paléo, on peut légitimement se poser une question : pourquoi manger comme nos ancêtres ? Que peut-on attendre d'une telle alimentation ? Les bénéfices à attendre sont nombreux. Lorsque l'on mange paléo...

••• On stabilise son poids

Si votre (sur)poids est votre problème, l'alimentation paléo va vous aider à en perdre. Suivre une alimentation paléo en mangeant à votre faim va naturellement vous ramener vers votre poids d'équilibre et va vous permettre de perdre la graisse superflue. Ce mode alimentaire va modifier le fonctionnement de votre corps en profondeur : votre corps va se mettre à utiliser ses réserves de graisses pour générer de l'énergie. Manger paléo est un moyen très facile de perdre du poids sans trop d'efforts. Vous n'avez plus de problème de fringales car le fait de manger beaucoup de protéines et de graisses aide à réguler la sensation de faim et, contrairement à un régime traditionnel, inutile de rationner ce que vous mangez ou de calculer le nombre de calories par repas.

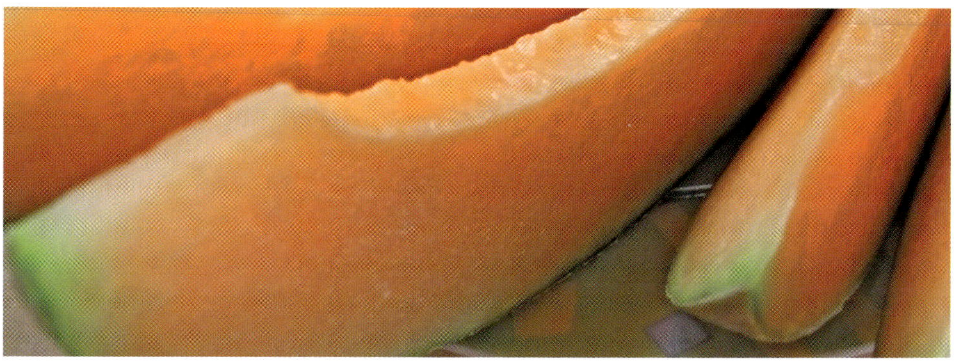

••• On réduit son risque de maladies chroniques

L'alimentation paléo prévient l'apparition de nombreuses maladies cardio-vasculaires, la plus commune étant l'hypertension artérielle. Je n'ai jamais eu de problèmes à ce niveau-là mais, depuis que je suis une alimentation paléo, ma tension a toujours été stable à 120/80, ce qui est le niveau recommandé dans la plupart des pays.

Manger paléo réduit aussi grandement les risques d'avoir du diabète. En effet, l'alimentation moderne est riche en glucides, plus riche que l'alimentation paléo. On mange aujourd'hui beaucoup d'aliments à base de céréales, pain, pâtes, tartes salées, sucrées, riz, pommes de terre. Et manger tant de glucides va faire monter votre niveau d'insuline après chaque repas. L'insuline est utilisée par le corps pour réguler le taux de glucose dans le sang. Or, lorsque vous avez trop de glucose dans le sang et que votre corps ne peut plus le stocker dans vos muscles ou votre foie, il va le stocker dans vos cellules graisseuses : vous allez donc prendre du poids principalement sous forme de graisse. L'insuline est l'hormone du stockage. Au fil des ans, sous l'effet des sollicitations répétées de l'insuline, vos cellules graisseuses peuvent devenir résistantes à l'insuline : par conséquent, du glucose va constamment rester dans le sang, ce qui va naturellement mener au diabète de type 2.

En choisissant de manger paléo, je savais que j'évitais ce genre de problème. Comme l'alimentation paléo est pauvre en glucides, il n'y a pas ce pic d'insuline après chaque repas. Le taux d'insuline est finement régulé dans mon corps, ainsi que le taux de glucose : je réduis de cette manière considérablement mon risque de développer un diabète.

Manger paléo peut prévenir certains cancers : cancer colorectal, cancer du sein, cancer de la prostate.

••• On a plus d'énergie

C'est l'avantage que j'apprécie le plus et qui a été le plus marquant pour moi. Depuis que je mange paléo, j'ai beaucoup plus d'énergie tout au long de la journée, et j'ai besoin de moins de sommeil qu'auparavant. Cela est aussi lié au fait de manger peu de glucides à chaque repas. Les glucides, surtout ceux à index glycémique élevé, ont tendance à provoquer des pics de glycémie après le repas. Pour ramener la glycémie dans la zone normale, le pancréas va déverser de grosses quantités d'insuline dans le sang. Malheureusement, ce faisant, il arrive bien souvent que la glycémie chute rapidement (trop rapidement) et qu'on ressente alors une fatigue, un coup de pompe, une somnolence...

L'alimentation paléo étant une alimentation pauvre en glucides, je n'ai donc pas de coup de barre après chaque repas. Je le vois clairement en comparant mon rythme de vie à celui de mes amis du même âge qui, eux, ne mangent pas paléo : autant cela ne faisait aucune différence lorsque nous avions 20 ans, autant à l'approche de la trentaine (et je suppose au-delà), la différence de niveau d'énergie est très nette. Ce surplus d'énergie me permet de faire bien plus de choses qu'avant : faire plus de sport, travailler sur des projets personnels, passer plus de temps avec mes amis...

••• Pour prendre le contrôle de sa vie

En mangeant paléo, on a aussi cette sensation unique d'enfin prendre le contrôle d'une partie de sa vie, partie qui nous avait peut-être échappé jusque-là : on devient maître de son alimentation et on prend sa santé en main.

On pense souvent que prendre du poids est une fatalité et que c'est principalement dû à des facteurs génétiques. Mon expérience m'a montré qu'en fait, c'est tout le contraire : c'est l'alimentation qui détermine si l'on va grossir ou non, les facteurs génétiques n'ont qu'une faible influence. Vous pouvez donc tout à fait reprendre le contrôle de votre corps grâce à l'alimentation paléo. Et comme nous le verrons dans la deuxième partie de ce livre avec les recettes paléo, vous pouvez tout à fait réussir cela en vous régalant de plats délicieux.

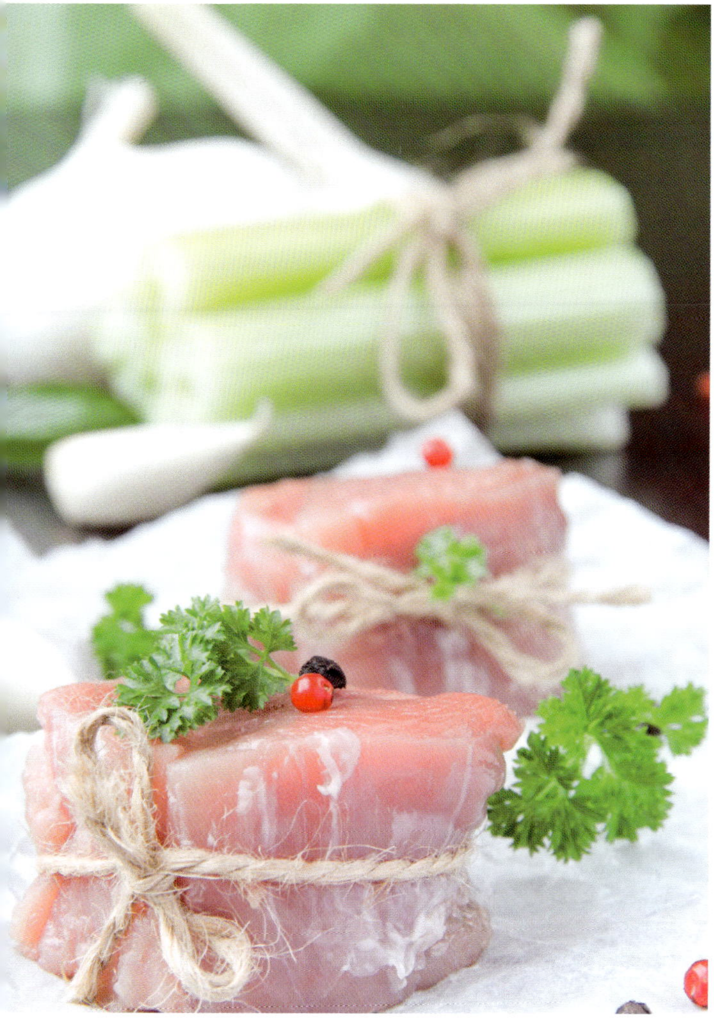

Manger paléo, c'est manger beaucoup de légumes, de fruits et de noix, de la viande, du poisson, des œufs, et c'est tout.

La petite histoire de l'alimentation paléo

L'idée centrale de l'alimentation paléo est très simple : à l'époque du Paléolithique, nos ancêtres étaient tous nomades, chasseurs-cueilleurs, en très bonne condition physique et en bonne santé. Alors qu'aujourd'hui, l'homme moderne est sédentaire, il se nourrit d'aliments achetés au supermarché, il est généralement en mauvaise forme physique et souffre fréquemment de maladies dégénératives.

Tout semble indiquer que notre alimentation aurait dû rester proche de celle de nos ancêtres, plus respectueuse de notre biologie.

L'alimentation optimale pour l'homme est celle qui a été forgée par des millions d'années d'évolution. Notre ADN est resté à peu près le même depuis le Paléolithique. L'alimentation paléo ou préhistorique est donc l'alimentation à laquelle notre espèce est génétiquement adaptée. C'est l'alimentation que nous avons connue durant 2,5 millions d'années et c'est celle qui nous assure d'être en forme et en bonne santé.

Avec l'avènement de l'agriculture il y a 10 000 ans (Néolithique) et bien davantage avec la révolution industrielle il y a 200 ans, de nombreux changements sont intervenus dans nos modes de vie et en particulier dans notre alimentation.

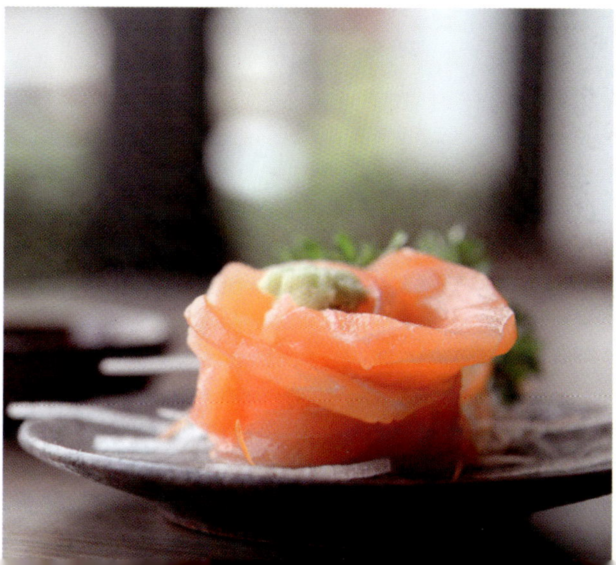

Manger paléo, c'est manger des protéines animales mais aussi végétales.

- L'homme domestique des animaux et des plantes.
- La chasse et la cueillette cèdent la place à l'élevage et aux cultures.
- Les céréales, les légumineuses, le sel, le sucre, le lait font leur apparition dans notre alimentation.

Ces changements alimentaires ont été extrêmement rapides à l'échelle de l'évolution humaine. Le phénomène s'est accéléré avec les révolutions industrielles : les céréales, les huiles végétales ont été raffinées et produites en grandes quantités. L'homme est devenu capable de produire d'énormes quantités de nourriture en très peu de temps. Aujourd'hui, nos supermarchés regorgent de produits transformés par l'industrie agroalimentaire, des aliments qui n'ont plus rien à voir avec ce que mangeaient nos ancêtres, des aliments prédigérés en quelque sorte, des aliments auxquels notre organisme n'a pas eu le temps de s'adapter.

Quand les nutritionnistes se fourvoient

Pire encore, dans les années 1960, les médecins ont commencé de se pencher sur la question de l'alimentation industrielle et de son impact sur la santé, en particulier l'obésité qui se répandait à la surface de la planète comme une traînée de poudre. Ils sont arrivés à la conclusion, pleine de bon sens a priori, que les graisses étaient forcément les coupables. Les

L'alimentation paléo ne réduit pas les graisses, au contraire.

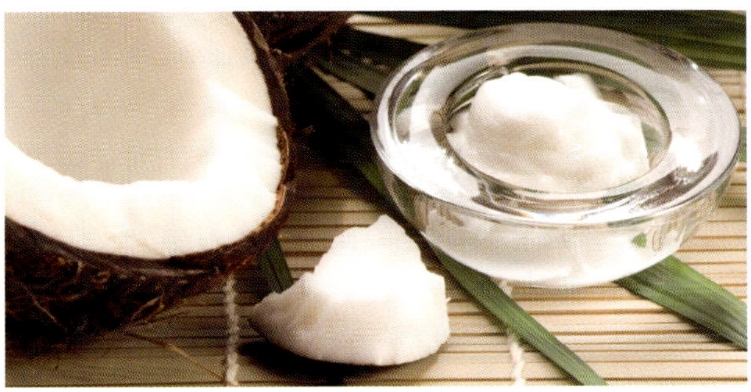

graisses étant très caloriques, c'est parce que l'on mange trop gras que l'on grossit, que l'on a du diabète et des maladies cardio-vasculaires pensait-on. La solution : manger moins gras, et parce qu'il faut bien manger quelque chose, manger plus de glucides à la place. Voilà comment sont nées les recommandations nutritionnelles toujours en vigueur aujourd'hui : mangez un peu de protéines, peu de graisses et beaucoup de sucres sous forme de féculents.

Les conséquences ne se sont pas fait attendre : ces recommandations que l'on pensait salutaires se sont avérées totalement contre-productives. L'obésité a fait un bond dans la plupart des pays développés. Notre corps, qui était donc habitué à manger peu et à stocker tout excédent en prévision des périodes de famine, est maintenant soumis à un excès de nourriture et une nourriture à laquelle il n'est pas adapté. Néanmoins, face à cette alimentation riche en glucides, il continue de fonctionner comme à l'ère du Paléolithique : il stocke. Nous stockons donc cet excès d'énergie sous forme de graisse dont nous n'avons absolument pas besoin.

Devant une telle situation, en 1975, un médecin américain, Walter L. Voegtlin, a évoqué pour la première fois l'idée d'une alimentation basée sur celle du Paléolithique. À cette époque, les hommes étaient principalement carnivores, absorbant beaucoup de protéines, des bonnes graisses, des végétaux, des baies et donc finalement assez peu de glucides. C'est en effet très différent de ce que les nutritionnistes recommandent généralement aujourd'hui.

Plus tard, en 1989, Staffan Lindeberg, médecin-chercheur suédois, a mené une étude sur des populations tribales en Papouasie-Nouvelle Guinée, qui avaient conservé une alimentation très proche de celle des hommes du Paléolithique. Sa découverte a été frappante : ces personnes

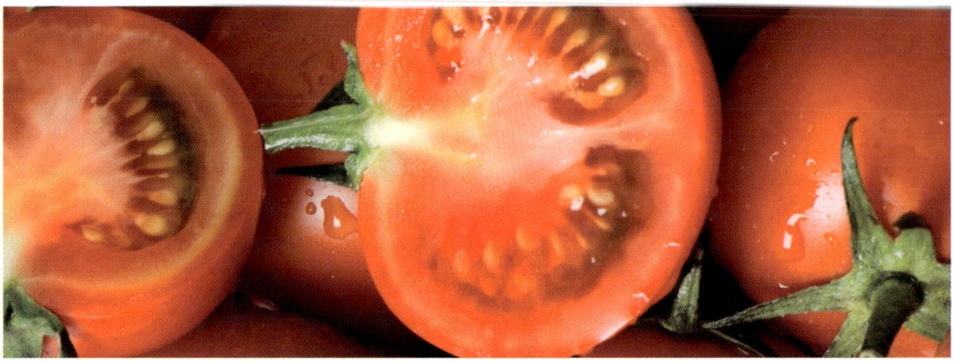

semblaient ne pas souffrir de la plupart des maladies courantes dans nos pays industrialisés, comme le diabète, les accidents vasculaires cérébraux, l'hypertension artérielle ou l'obésité.

Mais l'alimentation paléo a vraiment été popularisée avec la publication de l'ouvrage de référence *The Paleo Diet* de Loren Cordain en 2002. Loren Cordain est un chercheur (université du Colorado). Il est, avec Boyd Eaton, le spécialiste de l'alimentation paléo aux États-Unis.

Pour la première fois, un livre sur le mode alimentaire de nos ancêtres était disponible et accessible pour le grand public.

Depuis, de nombreux auteurs et bloggeurs ont écrit sur le sujet, principalement outre-Atlantique, le plus emblématique étant Mark Sisson, auteur du livre *The Primal Blueprint* et bloggeur sur MarksDailyApple.com. C'est grâce à son livre que j'ai vraiment appris les fondements du style de vie paléo. Le livre est d'ailleurs disponible en français sous le titre *Le Modèle paléo*.

Aujourd'hui, de nombreuses personnes à travers le globe ont adopté l'alimentation paléo et ont radicalement changé leur mode de vie. C'est cette façon de manger que je voudrais partager avec vous et que Thomas et moi voudrions vous faire apprécier grâce à nos recettes 100 % paléo.

En résumé

L'alimentation paléo n'est pas un « nouveau » régime à la mode. Il s'agit du régime alimentaire original auquel notre espèce est génétiquement adaptée.

Contrairement à d'autres régimes, ces effets sur le poids et la santé s'inscrivent dans la durée. Manger paléo, c'est changer de paradigme. Il s'agit d'adopter un nouveau modèle alimentaire sur le long terme et de ne pas voir cela comme un régime que l'on abandonnera après quelques semaines, une fois l'objectif atteint.

Il est clair qu'il n'est pas possible aujourd'hui de suivre un authentique régime de l'ère paléolithique car les aliments de l'époque (gibier et plantes non domestiquées) sont indisponibles ou trop éloignées du goût moderne. Ceci dit, il est tout à fait possible de reproduire les caractéristiques nutritionnelles de l'alimentation de chasseurs-cueilleurs avec les aliments disponibles dans les supermarchés et sur les marchés.

L'alimentation paléo consiste à consommer les aliments qui étaient à la disposition de nos ancêtres pendant plusieurs millions d'années, jusqu'au Néolithique, c'est-à-dire jusqu'au développement de l'agriculture, en éliminant ou réduisant fortement laitages, céréales, légumineuses, sel, produits raffinés (sucres, huiles) apparus au Néolithique et après.

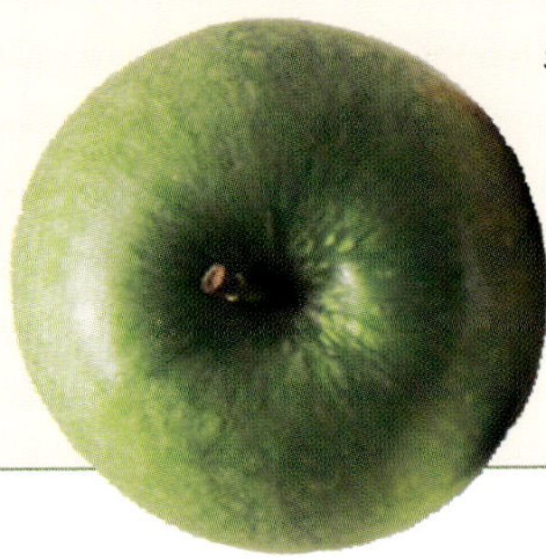

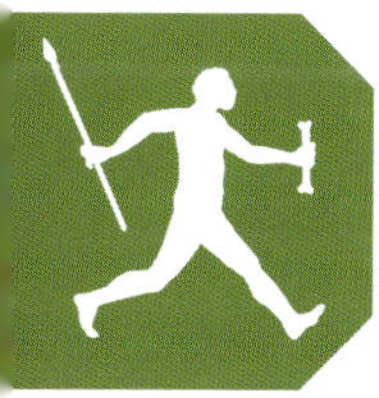

Les bases de l'alimentation paléo

Si l'alimentation paléo peut être déstabilisante de prime abord, elle est en réalité très facile à mettre en pratique au quotidien. Nous allons vous en donner les bases afin que vous compreniez comment ont été élaborées les recettes des chapitres suivants et comment imaginer vos propres recettes paléo.

Oubliez les calories

Les calories mesurent la quantité d'énergie qui est présente dans un aliment. Cette quantité d'énergie provient de trois catégories de nutriments : les protéines, les lipides et les glucides. Les calories sont très souvent mises en évidence sur les emballages des aliments. De nombreux régimes se focalisent principalement sur les calories en fixant l'objectif d'une certaine quantité de calories à ingérer par jour (et à ne pas dépasser). Dans l'alimentation paléo, on s'intéresse en fait très peu aux calories. Davantage que la quantité, c'est la qualité des aliments qui importe.

- *Au Paléolithique, on estime que l'homme consommait en moyenne 3 000 kcal par jour.*
- *Aujourd'hui, il en consomme en moyenne 2 600 (1 800 pour la femme).*

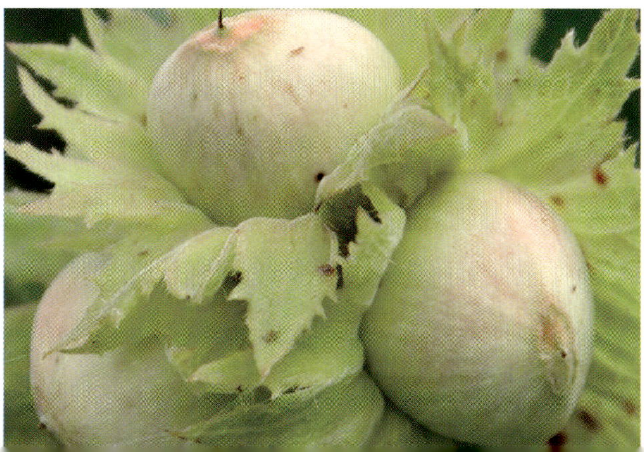

Les noix et les graines occupent une place importante dans l'alimentation paléo.

Les protéines

Les protéines sont des composants essentiels à la vie de vos cellules. Ce sont les « briques » de notre organisme. Elles sont constituées des fameux acides aminés, qui sont à la base même de la vie. Ce sont elles, par exemple, qui forment les fibres dans vos muscles. Les protéines sont indispensables dans votre alimentation : votre corps ne peut tout simplement pas en fabriquer lui-même. On va retrouver ces nutriments en grande quantité dans la viande, le poisson, les œufs… Vous l'aurez compris : les aliments qui contiennent beaucoup de protéines vont être favorisés dans l'alimentation paléo et cela va se retrouver dans les recettes.

◆ *Au Paléolithique, on estime que 25 à 29 % des calories provenaient des protéines.*
◆ *Aujourd'hui, c'est seulement 15 à 17 %.*

Les lipides

Les lipides, encore appelés graisses ou acides gras, sont accusés à tort d'être responsables du problème de l'obésité (lire page 20). Notre corps en a pourtant besoin. Certaines de ces graisses sont essentielles, tout comme les protéines, et notre corps ne peut pas les fabriquer par lui-même. Elles jouent aussi un rôle essentiel au sein de nos cellules. Il ne faut donc en aucun cas supprimer les graisses de votre alimentation. Bien au contraire, allouez-leur une place importante. Voilà pourquoi vous les retrouverez en grande quantité dans les recettes de ce livre.

La cuisine paléo préconise d'utiliser prioritairement des « bons » lipides comme ceux issus de l'huile de noix de coco, l'huile d'olive, l'huile de colza (de première pression à froid) et de mettre à profit les lipides naturellement présents dans la viande, le poisson et les noix.

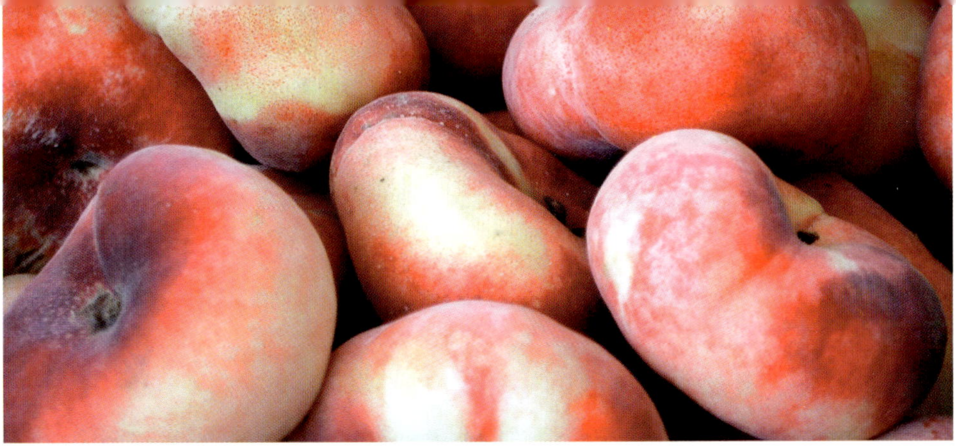

◆ *Au Paléolithique, on estime que 30 à 39 % des calories provenaient des graisses.*

◆ *Aujourd'hui, c'est sensiblement la même chose. C'est la nature de ces graisses qui a changé.*

Les glucides

J'ai gardé les glucides pour la fin. On les trouve par exemple dans les fruits, dans de nombreux légumes, dans le lait (le lactose), dans les pommes de terre. Mais surtout, on les trouve en très grande quantité dans les céréales et les produits industriels dérivés comme les pâtes, les gâteaux, petits pains, croissants, pizzas, crêpes... Ils sont devenus en quelques siècles la principale source de calories dans notre alimentation.

L'alimentation paléo est une alimentation qui limite les apports en glucides : elle contient juste ce qui est naturellement présent dans les fruits et les légumes. Et c'est ce qui va ressortir des recettes. Jamais vous ne verrez de sucre blanc pour les desserts par exemple. À la place, on utilisera du miel.

◆ *Au Paléolithique, on estime que 40 % des calories provenaient des glucides.*

◆ *Aujourd'hui c'est de l'ordre de 50 %, parfois même beaucoup plus.*

En résumé

Manger paléo consiste à réduire la part des glucides au profit des protéines. La part des graisses doit rester peu ou prou la même. C'est la nature de ces graisses qui doit changer : plus d'oméga-3 et moins d'oméga-6 (voir page ci-contre).

Ces considérations peuvent vous paraître théoriques et difficiles à mettre en œuvre. Et vous avez raison. Mais fort heureusement, pour manger paléo, il n'est pas nécessaire de contrôler ses rations ni même de calculer précisément sa consommation des différents macronutriments. Le simple fait de choisir des aliments paléo et d'écarter ceux qui ne le sont pas vous conduira à l'alimentation optimale. Vous réussirez très facilement à manger paléo dès lors que vous supprimerez les céréales, les légumineuses et les laitages de votre alimentation. Les fruits et les légumes deviendront logiquement votre seule source de glucides. La viande, le poisson et les noix apporteront tout le reste dont votre corps a besoin.

Dans l'alimentation paléo, les glucides proviennent uniquement des fruits et légumes.

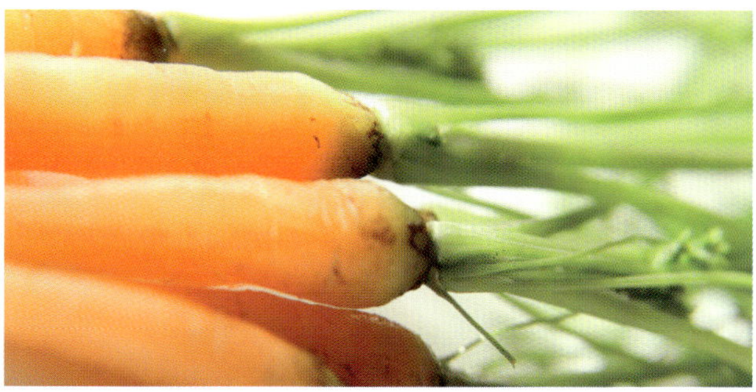

Régime paléo vs régime moderne

En modélisant différentes alimentations de chasseurs-cueilleurs[1], une équipe de chercheurs des Pays-Bas a montré qu'au Paléolithique, 25 à 29 % des calories proviennent des protéines, 30 à 39 % proviennent des graisses et 39 à 40 % proviennent des glucides. Avec l'avènement de l'agriculture, la révolution industrielle et plus encore avec la « chasse aux graisses » initiée dans les années 1960, notre alimentation a profondément changé : les apports en glucides ont augmenté significativement au détriment des protéines principalement. Les oméga-3 ont cédé la place aux oméga-6.

	Alimentation paléo	Alimentation moderne (homme / femme)
Énergie/jour (en moyenne)	3 000 kcal	2 600 kcal / 1 800 kcal
Protéines	25 à 29 %[2] Soit 108 à 140 g/j de protéines animales et 45 à 54 g/j de protéines végétales	16-17 % / 15-17 % Soit 64 à 68 g/j de protéines animales[3] et 32 à 36 g/j de protéines végétales
Lipides Ratio Oméga-6/Oméga-3	30-39 % 0,6 à 0,83	33-37 % / 33-36 % 11
Glucides	39-40 %	49 % / 52 %

1. Kuipers R. S. et al. : *Estimated macronutrient and fatty acid intakes from an East African Paleolithic diet.* British Journal of Nutrition (2010) : 1-22.

2. % de l'apport énergétique.

3. Pour information, un steak haché de 125 g (pesé cru) à 15 % de MG apporte 35 g de protéines animales. 200 g de brocolis cuits apportent 4,2 g de protéines végétales.

La liste des aliments paléo

Nous allons vous présenter une liste des aliments régulièrement utilisés dans l'alimentation paléo. Cette liste n'est pas exhaustive, donc si vous rencontrez un aliment qui n'est pas dans cette liste, faites appel à votre raisonnement en vous référant aux bases de l'alimentation paléo. Posez-vous la question : est-ce que nos ancêtres pouvaient avoir accès à cet aliment ?

Pour faire vos courses, inutile d'aller chasser en pleine forêt ou de cultiver vos propres légumes ; en général, aller au marché ou au supermarché suffit.

- Préférez évidemment les produits frais aux produits en conserve et les produits issus de l'agriculture biologique si c'est dans vos moyens. Les fruits et légumes surgelés bruts c'est-à-dire non préparés sont une alternative intéressante (leurs teneurs en vitamines et minéraux sont parfois supérieures à celles des fruits et légumes frais lorsque ceux-ci ont été stockés longtemps à température ambiante).
- Évitez tous les aliments transformés dans lesquels d'autres produits ont été ajoutés. Par exemple, il est tout à fait acceptable d'acheter de la poitrine de poulet déjà découpée ou de la purée de tomate en boîte, mais ce n'est pas le cas des boulettes de viande dans lesquelles des protéines végétales ont été ajoutées.

Vous verrez que certaines recettes de ce livre utilisent des aliments qui ne figurent pas dans cette liste, comme le vin rouge dans les sauces ou le chocolat dans les desserts. Ces aliments, même s'ils ne sont pas paléo, peuvent être utilisés en petites quantités dans les recettes. En effet, le chocolat en lui-même n'est pas paléo, mais le cacao présent dans le chocolat l'est. C'est pour cette raison que nous avons utilisé du chocolat à haute teneur en cacao (> 70 %) dans les recettes.

En mangeant des fruits très mûrs, nos ancêtres consommaient un peu d'alcool.

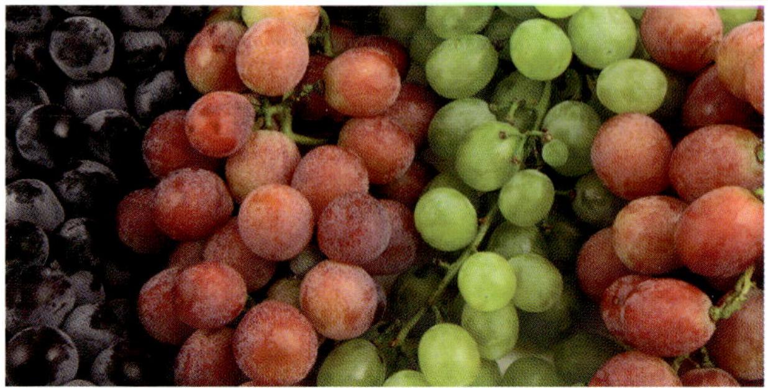

Le vin n'est pas paléo non plus mais l'alcool l'est peut-être. En effet, il n'est pas exclu que nos ancêtres absorbaient de petites quantités d'alcool en mangeant des fruits très mûrs (ces derniers peuvent renfermer jusqu'à 1 % d'alcool). C'est en tout cas une hypothèse avancée par certains scientifiques, une thèse qui expliquerait que les personnes qui boivent régulièrement un peu d'alcool jouissent d'une meilleure santé que celles qui n'en boivent jamais (l'aptitude à métaboliser l'alcool constituerait un avantage sélectif).

Attention aussi aux produits « de substitution » comme la farine d'amande. Même si ce sont d'excellents produits pour faire des desserts paléo lors d'une soirée entre amis, on est quand même assez loin de l'esprit paléo.

Viandes

Vous trouverez la liste des viandes autorisées dans l'alimentation paléo à la page 42. La plupart des viandes figurent dans cette liste hormis les viandes qui ont déjà été modifiées industriellement comme les saucisses ou d'autres viandes de mauvaise qualité que vous devez fuir comme les préparations de viande hachée pour bolognaise (de la viande hachée à laquelle on a ajouté 13 % de protéines de soja) ou les boulettes de viande au rayon des surgelés (ajout d'amidon de pomme de terre et de chapelure).

La charcuterie peut être consommée si elle est ARTISANALE et malheureusement il est très rare de trouver ce genre de produit en supermarché. Il faut se tourner vers des artisans charcutiers (commerce de détail ou ambulants sur les marchés).

Pour ce qui est du bœuf, le mieux est d'acheter de la viande venant d'animaux élevés en plein air qui ont été nourris avec de l'herbe. L'idéal, c'est quand l'élevage des animaux se fait selon le cahier des charges suivant : pâturage, nourriture sans complément ni farine, aucun antibiotique préventif, lenteur d'élevage et conditions d'abattage sans stress. Le fait de choisir la viande issue de l'agriculture biologique est un plus mais n'est pas indispensable. Si ça n'est pas dans vos moyens, veillez au moins à acheter de la viande issue d'animaux qui n'ont pas reçu d'antibiotiques.

Pour la volaille, privilégiez les animaux élevés en plein air avec une alimentation sans céréales si possible. Ce sera difficile car en supermarché, la plupart des poulets sont élevés avec des céréales. Le poulet jaune par exemple est élevé au maïs. Il en est de même pour le canard, l'oie, la dinde… Cette viande est par conséquent très riche en oméga-6, ce qui n'était pas le cas au Paléolithique (lire page 36). Si vous n'avez pas d'autres sources d'approvisionnement, gardez à l'esprit qu'il vaut tout de même mieux manger du poulet élevé au maïs que de consommer des aliments non paléo.

Le gibier (faisan, perdrix, lapin, sanglier, chevreuil, biche…) offre une viande de qualité, proche de celle que consommaient nos ancêtres. Cette viande d'animaux sauvages est souvent plus riche en oméga-3 que la viande issue d'animaux d'élevage. Pour vous approvisionner, il existe des sites internet qui vendent de la viande de gibier.

Les abats sont des aliments très denses nutritionnellement : foie de veau, ris de veau, rognons, gésiers, cervelle d'agneau, langue de bœuf, tripes… Le foie par exemple est riche en fer, en potassium, en vitamines A, D et vitamines du groupe B. C'est quasiment un complément alimentaire !

Malheureusement, depuis l'épisode de la vache folle, nombre d'entre eux sont interdits à la commercialisation (cervelle) ou sont tombés en désuétude.

Si vous voulez consommer du foie, choisissez des foies d'animaux jeunes (foie de génisse ou d'agneau) et bio si possible car le foie est l'usine de traitement des déchets de l'organisme, c'est-à-dire que les toxiques s'y accumulent tout au long de la vie de l'animal.

Poissons & fruits de mer

Le poisson est définitivement un des piliers de l'alimentation paléo. La réglementation impose au poissonnier de préciser si son poisson a été pêché ou élevé et la zone géographique d'où il provient. Les poissons d'élevage sont nourris avec des farines, des huiles de poisson mais aussi parfois des huiles végétales et des matières végétales, en général des sous-produits des céréales. Si vous ne savez pas comment le poisson a été élevé – et c'est souvent le cas –, préférez les poissons sauvages (donc pêchés). À noter que le poisson d'élevage est souvent plus gras que son homologue sauvage (saumon par exemple) mais les teneurs en oméga-3 sont assez semblables.

Vous trouverez à la page 42 la liste des poissons les plus fréquemment trouvés sur nos étals et les poissons les plus riches en oméga-3 qui doivent être consommés plus fréquemment, au moins une fois par semaine.

Les jours où vous n'avez pas le temps de cuisiner, les conserves de poisson peuvent être consommées à condition qu'elles ne renferment pas d'autres additifs que de l'eau, de l'huile d'olive, du sel : sardines nature ou à l'huile d'olive, thon au naturel ou à l'huile d'olive, maquereaux nature.

Graisses

Contrairement à ce que l'on a cru pendant longtemps, manger des graisses ne fait pas grossir (lire page 20). Les graisses sont une composante fondamentale de l'alimentation paléo ; elles ne doivent plus être diabolisées – et en particulier certaines graisses saturées – comme c'est le cas aujourd'hui.

Toutes les graisses ne sont pas équivalentes en termes de santé et de risque cardio-vasculaire.

◆ Les graisses monoinsaturées sont bonnes pour le cœur et les vaisseaux : on les trouve dans l'huile d'olive, l'avocat, l'huile d'arachide.

◆ Les graisses saturées ont longtemps été considérées comme mauvaises pour la santé cardio-vasculaire mais aujourd'hui les scientifiques sont plus nuancés. Certaines graisses saturées comme celles de l'huile de noix de coco (riche en acide laurique, un acide gras saturé à chaîne moyenne) ne semblent pas néfastes. Elles n'augmentent pas le risque

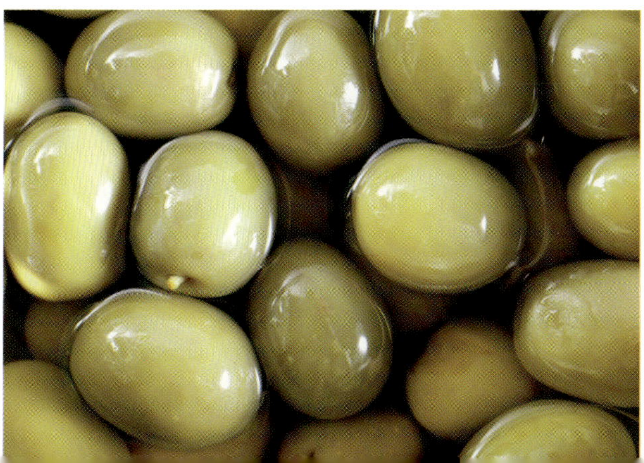

Les olives donnent une huile monoinsaturée riche en polyphénols.

cardio-vasculaire dans le cadre d'un régime paléo. Elles l'augmentent uniquement dans le cadre d'une alimentation riche en glucides à index glycémique élevé.

◆ Les graisses polyinsaturées regroupent deux familles, d'un côté les oméga-3 et de l'autre les oméga-6. Ces deux familles ont des rôles biologiques opposés et sont toutes deux indispensables à notre santé. Au Paléolithique, l'alimentation apportait beaucoup d'oméga-3 et en proportion presque équivalente à celle des oméga-6 (ratio 1/1). Aujourd'hui ça n'est plus le cas, c'est même carrément l'inverse. L'alimentation moderne apporte beaucoup moins d'oméga-3 et proportionnellement beaucoup plus d'oméga-6 (ratio 1/10). Ceci s'explique par la place prépondérante dans l'alimentation moderne des huiles végétales comme l'huile de maïs, tournesol, soja, pépins de raisin. Ces huiles sont très riches en oméga-6 et ne contiennent aucun oméga-3.

Voici une sélection des graisses que vous pouvez utiliser dans le cadre d'une alimentation paléo (résumé page 42).

◆ Les graisses riches en acides gras saturés et monoinsaturés sont stables à la chaleur. Ce sont elles que l'on préférera pour la cuisson : huile de noix de coco, lard, graisse de canard, graisse d'oie.

◆ Le beurre n'est pas paléo puisqu'il est issu du lait mais le beurre clarifié est admis. La clarification consiste à le débarrasser du lactose et des protéines du lait pour ne conserver que la matière grasse (on fait fondre le beurre à feu doux que l'on filtre). Le beurre clarifié est de couleur jaune très clair. Riche en acides gras saturés, le beurre clarifié est stable à la chaleur. On peut l'utiliser pour des cuissons à haute température.

◆ Pour assaisonner les plats chauds et les salades, on va plutôt prendre des huiles riches en acides gras monoinsaturés (huile d'olive par exemple) et, s'il y a des polyinsaturés en quantité significative, avec un bon ratio oméga-3/ oméga-6 (huile de colza).

Achetez si possible des huiles bio, de première pression à froid.

La noix de coco, star paléo

L'un de mes aliments paléo préférés est la noix de coco. C'est un fruit qui a de multiples vertus pour la santé et de multiples usages en cuisine. Il peut donner de l'huile, du beurre, du lait, de la crème, de la farine…

- ***Le lait de coco** est obtenu à partir de l'amande mature finement broyée, puis hydratée, et enfin pressée. Par concentration du lait de coco, on obtient de la crème de coco.*
- ***La farine** provient de la chair séchée que l'on a pulvérisée très finement.*
- ***L'huile** est extraite par pression de la chair (fraîche) préalablement râpée. Elle est riche en graisses saturées, majoritairement de l'acide laurique. Elle est solide à 25 °C.*
- ***Le beurre** s'obtient en mélangeant de la poudre de noix de coco à de l'huile. Il renferme des fibres alors que l'huile de coco en est exempte.*

J'utilise l'huile de noix de coco pour cuire la plupart de mes aliments. Elle est particulièrement résistante à l'oxydation et stable à haute température. Elle protégerait des maladies cardiovasculaires et améliorerait les défenses immunitaires en favorisant une bonne flore intestinale. En plus, elle ajoute un bon goût aux aliments. J'ajoute du lait de coco à toutes mes soupes pour leur donner plus d'onctuosité sans recourir à de la crème ou du lait de vache. Je m'en sers comme base pour les currys. Et j'en utilise aussi en dessert pour créer des smoothies. Par exemple, un smoothie que j'adore est le mélange mangue/pomme/noix de coco.

Le lait de noix de coco se trouve facilement en supermarché (même bio). L'huile de noix de coco se trouve en magasin bio et sur Internet. Voici mes préférées : Noix de coco bio pressée à froid Vitalife®, huile de noix de coco organique vierge Nutiva®, huile de noix de coco raffinée bio eNaissance®, huile vierge de noix de coco bio Emile Noël®. Farine et crème se trouvent principalement en magasins bio ou sur Internet.

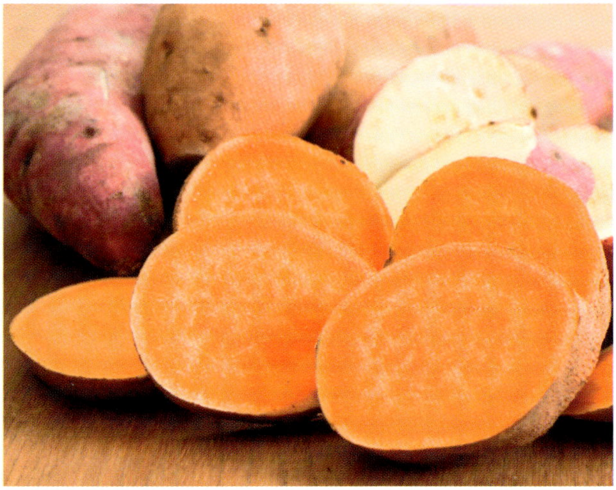

La patate douce est un féculent paléo. Elle a un IG bas.

Œufs

Les œufs ont une place centrale dans l'alimentation paléo et, contrairement à ce qu'on entend généralement, ils sont excellents pour la santé. Vous trouverez plus d'informations à ce sujet dans la partie questions/réponses de ce livre. Le mieux est d'acheter des œufs de poules élevées en plein air, si possible des œufs de ferme issus de poules qui ont mangé des vers de terre et non uniquement des céréales, sinon en supermarché, des œufs de poules issues de la filière Bleu-Blanc-Cœur.

Légumes

La plupart des légumes sont paléo. N'hésitez donc pas à en inclure dans votre alimentation en grandes quantités. Étant donné que le riz ou les pâtes ne sont pas paléo, il vous faudra manger beaucoup de légumes pour obtenir la même quantité de glucides avec l'alimentation paléo. Le mieux ici est encore une fois d'acheter des légumes de saison bio, produits localement.

Attention aux légumineuses (lentilles, haricots rouges, pois chiches…) qui sont souvent assimilées à des légumes dans l'esprit des gens. C'est une erreur. Les légumineuses sont apparues après le Néolithique, ce ne sont pas des aliments paléo.

Féculents

Les personnes actives physiquement et les sportifs peuvent avoir besoin de légumes plus riches en glucides que la moyenne, des féculents paléo en quelque sorte. Tournez-vous dans ce cas vers la patate douce, le rutabaga, la courge butternut, le potimarron, le taro. Tous ces légumes sont paléo et ont des index glycémiques bas. Pour ceux qui veulent perdre du poids, je recommande d'en consommer au maximum deux à trois fois par semaine.

Le quinoa n'est pas une céréale, c'est une pseudo-céréale de la même famille botanique que la betterave et les épinards. Elle a été domestiquée dans les Andes entre 5000 et 3000 ans avant Jésus-Christ. Les feuilles du quinoa sont paléo, elles se mangent comme des épinards. Les graines de quinoa ne sont pas paléo stricto sensu mais elles sont intéressantes nutritionnellement ; bonnes sources de glucides, elles sont riches en protéines et ne contiennent pas de gluten. Elles ont en outre un index glycémique bas, alors pourquoi s'en priver ?

Féculent paléo	Teneur en glucides par portion de 250 g
◆ Patate douce	45 g
◆ Rutabaga	22 g
◆ Butternut, potimarron	25 g
◆ Taro	48 g
◆ Quinoa	53 g

Fruits

Les fruits représentent une part importante de l'alimentation paléo, mais là aussi attention si vous cherchez à perdre du poids. Le sucre est naturellement présent dans les fruits, contrairement aux sodas auxquels le sucre a été ajouté, mais cela reste du sucre. Il faut donc en consommer raisonnablement. Comme les légumes, le mieux est d'acheter des fruits de saison, bio, et produits localement. Les produits transformés comme les jus de fruits, les fruits secs ou les confitures, même s'ils peuvent être paléo, sont à consommer avec modération car très concentrés en sucres (leur charge glycémique peut être élevée). Vous trouverez une liste non exhaustive des fruits que vous pouvez manger à la page 43.

Noix et graines

La plupart des noix et graines sont définitivement paléo, et cela tombe bien car elles sont aussi délicieuses. Je vous conseille d'avoir dans votre placard en permanence des noix de Grenoble, des amandes, des graines de lin. Ce sont les basiques mais il y en a bien d'autres à savourer (lire page 43).

Champignons

Les champignons sont évidemment paléo. Voici la liste des champignons que j'utilise souvent : champignons de Paris, cèpes, girolles, morilles, shiitake.

Herbes, épices et plantes

On reproche souvent à l'alimentation paléo d'être fade et sans saveur, mais c'est en fait tout le contraire. La plupart des recettes paléo que vous trouverez dans ce livre utilisent herbes, épices et plantes aromatiques pour obtenir des plats délicieux : persil, basilic, ciboulette, ail, coriandre, curcuma, poivre de Cayenne… (voir page 43).

Sucres et édulcorants

Il n'est pas recommandé d'ajouter du sucre dans votre alimentation, les glucides naturellement présents dans les fruits et les légumes suffisent largement. Néanmoins, si vous avez absolument besoin de sucrer votre café ou thé, voici les ingrédients recommandés : miel brut, sucre roux, sucre de canne blanc, Stevia. Attention, ces produits sont comme le chocolat noir et le vin rouge : à utiliser avec une grande modération, en faible quantité et à réserver pour certains desserts.

En résumé : la pyramide paléo

Pour résumer un mode alimentaire, il est courant de faire appel à une pyramide. C'est un moyen simple et pratique de représenter une alimentation. En un clin d'œil, on saisit ce que l'on doit manger et dans quelles proportions. À la base se trouvent les aliments qui doivent représenter la plus grande part de l'alimentation (en quantité). Plus on se rapproche du sommet, plus les quantités nécessaires diminuent. Voici la pyramide de l'alimentation paléo (voir page 44).

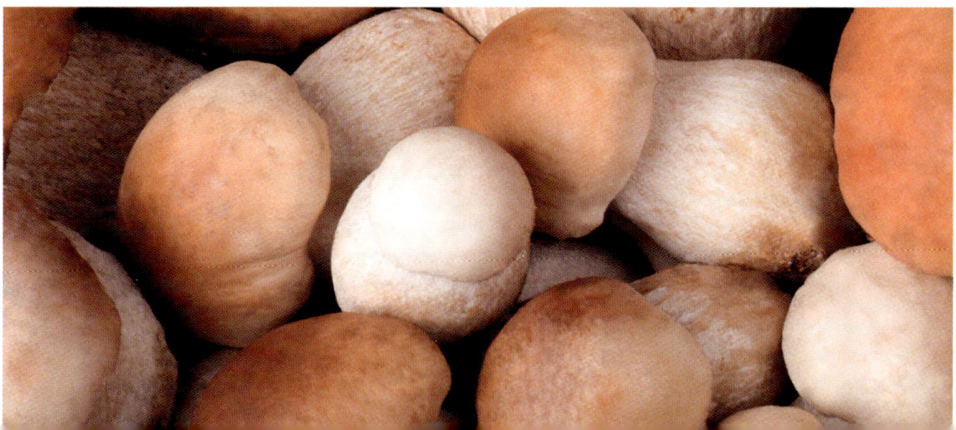

Viandes

- Bœuf
- Caille
- Biche
- Viande hachée
- Agneau
- Lièvre
- Poulet
- Lapin
- Kangourou
- Dinde
- Veau
- Autruche
- Porc
- Cheval
- Élan
- Canard
- Cerf
- Bison
- Oie
- Sanglier
- Chevreuil

Poissons

- Saumon[2]
- Maquereau[2]
- Thon[1, 2]
- Flétan[1, 2]
- Sardines[2]
- Hareng[2]
- Anchois[2]
- Cabillaud
- Raie[1]
- Moules
- Dorade[1]
- Crabe
- Huîtres
- Loup (bar)[1]
- Homard
- Écrevisses
- Sole
- Crevettes
- Saint-Jacques
- Lotte[1]
- Pétoncles
- Espadon[1]
- Anguille[1]
- Palourdes

[1] poissons qui peuvent concentrer les métaux lourds, les PCB, les dioxines et les pesticides.

Les abats

- Foie de veau bio
- Foie d'agneau bio
- Foies de volaille bio
- Gésiers
- Langue

Graisses

CUISSON

- Huile de noix de coco
- Lard
- Graisse de canard, d'oie

SALADE

- Huile d'olive
- Huile de colza (ratio oméga-3/oméga-6 de ½)
- À l'occasion huile de noix, huile de noix de macadamia

Légumes

- Tomates
- Brocoli
- Endives
- Poivrons
- Asperges
- Chicorée
- Poireaux
- Laitue
- Chou chinois
- Céleri
- Avocats
- Carottes
- Oignons
- Artichauts
- Navets
- Concombres
- Chou-fleur
- Radis
- Chou rouge
- Épinards

Féculents

- Patate douce
- Rutabaga
- Butternut
- Potimarron
- Taro
- Quinoa

Fruits

- Banane
- Pêche
- Mûre
- Orange
- Abricot
- Kiwi
- Pomme
- Melon
- Citron
- Nectarine
- Fraise
- Figue
- Pamplemousse
- Myrtille
- Noix de coco
- Mangue
- Framboise
- Fruit de la passion
- Kaki

Noix & graines

- Noix de Grenoble[2]
- Châtaignes
- Noix de Pécan
- Noix du Brésil
- Amandes
- Noix de cajou
- Graines de sésame
- Noisettes
- Noix de Macadamia
- Graines de lin[2]
- Pistache

Œufs

- Œufs de poule
- Œufs de canard
- Œufs d'oie
- Œufs de caille

Champignons

- Champignons de Paris
- Cèpes
- Shiitake
- Girolles
- Autres bolets
- Morilles
- Pleurotes

Herbes & épices

- Persil
- Menthe
- Curcuma
- Thym
- Poivre
- Cannelle
- Menthe
- Romarin
- Vanille
- Origan
- Ail
- Clou de girofle
- Sauge
- Cumin
- Curry
- Coriandre
- Paprika
- Ciboulette
- Estragon

Sucres

- Miel brut
- Sucre de canne blanc
- Stevia
- Sucre roux

[2] riche en oméga-3.

La pyramide paléo

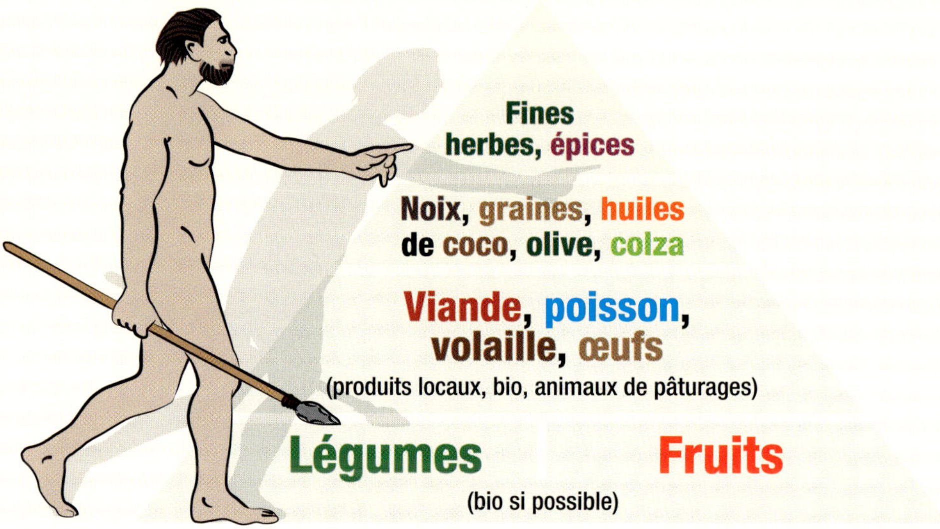

Fines
herbes, épices
Noix, graines, huiles
de coco, olive, colza
Viande, poisson,
volaille, œufs
(produits locaux, bio, animaux de pâturages)
Légumes
Fruits
(bio si possible)

- **Légumes et fruits**
  À volonté.

- **Viande, poisson, volaille, œufs**
  En plus grandes quantités que dans l'alimentation française moyenne.
  Une portion au minimum à chaque repas matin, midi et soir.

- **Noix et graines**
  En quantités modérées, pour agrémenter vos plats et en collation.

- **Matières grasses**
  Pour assaisonner légumes et salades : huile d'olive, colza, noix.
  Pour la cuisson : huile de noix de coco.

Les portions

Pour ce qui est des portions, nous avons vu que l'alimentation paléo n'étant pas un régime, il n'est pas nécessaire de compter les calories pour chaque repas. Toutefois, pour fixer les idées et parce que cette question m'est souvent posée, voici quelques repères de consommation.

Pour les fruits et légumes qui vont constituer l'essentiel des glucides que vous allez manger, consommez-les à volonté, à l'exception de ceux contenants des féculents comme les patates douces si vous souhaitez perdre du poids. La quantité recommandée de glucides par jour dans une alimentation paléo est de l'ordre de 150 g par jour (100 à 200 g en moyenne, moins de 100 g par jour si vous souhaitez perdre du poids). Pour avoir une idée de la quantité de fruits et légumes que cela représente, voici les teneurs en glucides de quelques aliments :

Aliment	Glucides
◆ 1 patate douce	27 g
◆ 1 pomme (7 cm de diamètre)	17 g
◆ 1 assiette de brocolis (280 g)	20 g
◆ 2 figues sèches	10 g
◆ 25 g de noix	3 g

Pour ce qui est des protéines (viandes, poissons, œufs), l'idéal est d'en consommer une portion à tous les repas : matin, midi et soir. La quantité recommandée est de l'ordre de 200 g par repas pour les femmes et 275 g par repas pour les hommes. Cela peut paraître beaucoup mais n'oubliez pas que c'est, proportionnellement aux apports caloriques, ce que mangeaient nos ancêtres.

Les végétariens obtiendront les protéines à partir des œufs mais également des légumes et des noix qu'ils doivent consommer en grande quantité.

Aliment	Protéines
◆ 2 œufs	12,5 g
◆ 1 entrecôte (175 g)	35 g
◆ 1 darne de saumon (200 g)	34 g
◆ 1 assiette d'épinards (260 g)	7,7 g
◆ 30 g d'amandes	7 g

Pour les matières grasses, la dose idéale est d'environ 2 à 3 cuillères à soupe de graisse de cuisson ou d'huile par jour pour les femmes et de 4 à 5 pour les hommes. En général, je prends simplement ce dont j'ai besoin pour cuire mes aliments ou pour dresser une salade.

Et côté porte-monnaie ?

Évidemment, manger paléo au quotidien va en général coûter plus cher que votre ancienne alimentation à base de produits céréaliers transformés (les pâtes, les pommes de terre, le riz, ça coûte beaucoup moins cher au kilo que le poisson, les légumes et les noix). Ce que je conseille, du moins au début, c'est de toujours acheter des produits paléo et de ne pas déroger à la règle. Si vous avez peu de moyens, oubliez le bio ; si vous commencez dans l'alimentation paléo et que c'est trop cher pour vous, cela ne fera que vous décourager. Achetez des produits non transformés en suivant les conseils de ce livre, guettez les promotions sur ces produits et vous n'aurez aucun souci pour commencer à manger paléo à moindres frais.

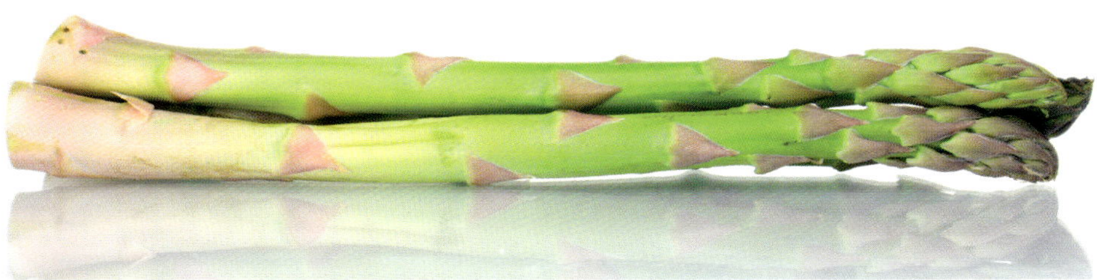

La liste des aliments non-paléo

Afin de vous aider au mieux dans votre transition vers une alimentation paléo, voici une liste de la plupart des aliments non-paléo. Ces aliments ne doivent plus figurer à vos menus (en tout cas beaucoup moins). Vous ne les trouverez pas dans les recettes de ce livre.

Céréales

- Blé
- Pâtes
- Biscottes
- Maïs
- Farine de blé
- Boulgour
- Céréales pour petit déjeuner
- Riz
- Pain
- Crêpes
- Viennoiseries

Légumineuses

- Lentilles
- Petits pois
- Yaourt au soja
- Haricots blancs
- Soja
- Pois chiches
- Tofu
- Fèves

Produits laitiers

- Lait
- Fromage
- Glaces
- Yaourt
- Beurre
- Crème fraîche
- Flan
- Fromage blanc

Boissons

- Colas
- Bière
- Spiritueux
- Boissons énergisantes
- Alcools apéritifs

Féculents

- Pommes de terre

Collations

- Bretzels
- Chips
- Cookies
- Biscuits
- Pâtisseries
- Brioches

Sucreries

- Barres chocolatées
- Barres de céréales
- Bonbons
- Chocolat au lait
- Pâte à tartiner

Les dix commandements du style de vie paléo

Voici les grands principes du mode de vie paléo à retenir. Ces règles portent sur l'alimentation et vont même au-delà. Elles englobent l'activité physique (nos ancêtres étaient physiquement actifs, avec ponctuellement des activités de très grande intensité). Dès que vous avez le moindre doute sur l'alimentation et le style de vie paléo, il vous suffit de vous référer à cette liste !

1 Tu ne mangeras que des aliments naturels qui étaient disponibles pour nos ancêtres du Paléolithique.

Notre corps n'est pas fait pour l'alimentation moderne qui nous fait grossir : l'alimentation paléo propose de revenir aux sources et de ne manger que des aliments naturels. Privilégiez toujours des aliments frais, si possible provenant de l'agriculture biologique.

2 Tu mangeras principalement de la viande, du poisson, des fruits, des légumes et des noix.

L'alimentation paléo est assez simple. À ces aliments de bases, vous pouvez évidemment ajouter des matières grasses qui sont bonnes pour notre corps, ainsi que des épices pour donner du goût à vos plats.

3 Tu mangeras des lipides qui sont bons pour la santé.

Évitez à tout prix la plupart des huiles végétales comme l'huile de tournesol, l'huile de maïs et l'huile de pépins de raisin. Favorisez l'huile d'olive extra-vierge et l'huile de colza pour vos plats froids, occasionnellement l'huile de noix. Pour la cuisson utilisez l'huile de noix de coco. Mangez souvent des graines de lin pour leurs oméga-3.

4 Tu banniras toute nourriture industrielle de ton alimentation.

La nourriture fabriquée en usine n'a rien à voir avec ce que nos ancêtres connaissaient et est néfaste pour votre corps. D'ailleurs, il est très probable que nos ancêtres ne reconnaîtraient même pas cela comme de la « nourriture ». Oubliez donc tout ce qui a été lourdement transformé en usine et qui vient d'une boîte.

5 Tu banniras les céréales, les féculents et les légumineuses de ton alimentation.

Ces aliments sont tous riches en glucides et votre corps n'en a absolument pas besoin. Les céréales ont une densité nutritionnelle inférieure à celle des fruits et légumes. Elles induisent une production excessive d'insuline et favorisent le stockage des graisses. Elles contiennent du gluten qui perturbe l'immunité (lire page 55).

6 Tu réduiras ta consommation de sucres.

Les seuls sucres présents dans l'alimentation paléo proviennent des fruits, et en moindres quantités des légumes. Vous n'avez pas besoin de plus.

7 Tu ne boiras plus de lait.

Le lait de vache est destiné aux veaux, pas aux humains. L'homme n'a pas consommé de laitages pendant 2,5 millions d'années et cela ne l'a pas empêché d'avoir des os solides. Les tribus de chasseurs-cueilleurs subsistantes qui ne consomment pas de produits laitiers ne sont pas en plus mauvaise santé que nous bien au contraire.

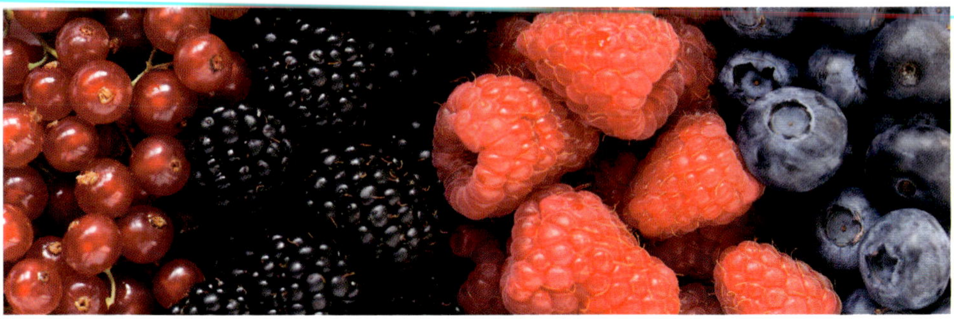

8 Tu bougeras davantage au quotidien, en marchant au moins une heure par jour.

Nos ancêtres étaient loin d'être sédentaires et marchaient plusieurs heures par jour pour leurs activités. Imitez-les et réintroduisez des séances de marche dans votre quotidien.

9 Tu concentreras tes activités sportives autour du sport à haute intensité.

Oubliez le jogging : c'est l'un des moyens les moins efficaces pour perdre du poids. Concentrez vos activités sportives autour de la musculation à haute intensité (soulever de lourdes charges) et de l'entraînement par intervalle à haute intensité (courir au maximum de ses possibilités pendant de courts intervalles).

10 Tu ralentiras ton rythme de vie autant que possible.

Nos ancêtres n'avaient ni voiture, ni téléphone portable, ni Internet. Prenez des pauses loin de toute technologie, votre corps vous en remerciera.

Réussir à changer d'alimentation

Passer d'une alimentation moderne, riche en nourriture industrielle et en glucides, à une alimentation paléo n'est pas toujours facile. Comme les glucides créent une véritable addiction, passer à une alimentation paléo peut être aussi difficile que d'arrêter de fumer. Pour vous aider dans votre transition, nous allons vous donner quelques astuces.

Ce que je dis toujours, c'est que le premier combat contre la nourriture non-paléo ne se passe pas dans votre cuisine, dans votre salon ou sur votre lieu de travail mais... au supermarché. Effectivement, c'est là que l'on achète la plupart des aliments que l'on va consommer. Et même en ayant une parfaite connaissance de l'alimentation paléo, la tentation d'acheter des aliments non-paléo est grande lorsqu'on arpente les allées d'une grande surface. En effet, tout est fait pour attirer votre attention vers les produits les plus mauvais pour votre santé, comme les sucreries et autres pâtisseries industrielles, afin de provoquer un achat compulsif et donc de faire gagner plus d'argent au supermarché. Faites donc vraiment attention à cela, et si nécessaire faites vos courses sur Internet pour ne pas être tenté en magasin.

On me demande souvent s'il faut passer brutalement à l'alimentation paléo (c'est-à-dire du jour au lendemain, arrêter de manger toute nourriture non-paléo) ou alors faire cela plus en douceur (par exemple en mangeant d'abord paléo uniquement le soir) ? Je ne pense pas qu'il y ait de bonne réponse à cette question : cela dépend de chacun. Évidemment, cela ne sera pas parfait au début. Le but n'est pas de suivre votre plan à 100 %. Si vous le suivez seulement à 80 %, ce sera amplement suffisant pour ancrer de bonnes habitudes alimentaires et vous aider à adopter l'alimentation paléo.

Je vous conseille de commencer par créer vous-même des plats paléo très simples plutôt que de vous lancer dans des recettes trop élaborées qui pourraient vous décourager.

Personnellement, c'est ce que j'ai fait lorsque je me suis lancé dans l'aventure. Je ne cuisinais que mes propres plats paléo, dans mon cas des plats faciles à préparer : une viande ou un poisson avec des légumes.

Cela me permettait vraiment de me concentrer sur l'alimentation paléo en elle-même et mes nouvelles habitudes alimentaires plutôt que sur des recettes trop compliquées qui m'auraient rebuté (recettes nécessitant un grand nombre d'ingrédients ou bien faisant appel à des ingrédients que l'on n'a pas l'habitude d'utiliser).

Prévoyez aussi quelques repas de « triche » dans la semaine (deux ou trois), durant lesquels vous n'allez pas manger paléo. Cela peut servir de soupape de sécurité pour le cas où vous auriez envie de revenir à votre alimentation « glucido-industrielle ».

Pour finir, vous allez devoir apprendre à gérer les collations. Alors que nos ancêtres mangeaient deux à trois fois par jour, aujourd'hui beaucoup de gens mangent tout le temps, et souvent des produits riches en glucides. Si vous avez vraiment envie de manger entre les repas, prenez des collations à base d'aliments paléo : un fruit par exemple ou une poignée de noix. Assurez-vous d'avoir toujours sur vous (ou du moins à portée de main) ces aliments pour éviter de vous rabattre automatiquement sur un paquet de chips ou un autre aliment non-paléo.

N'ayez pas peur des graisses que contiennent les noix, ce sont de bonnes graisses.

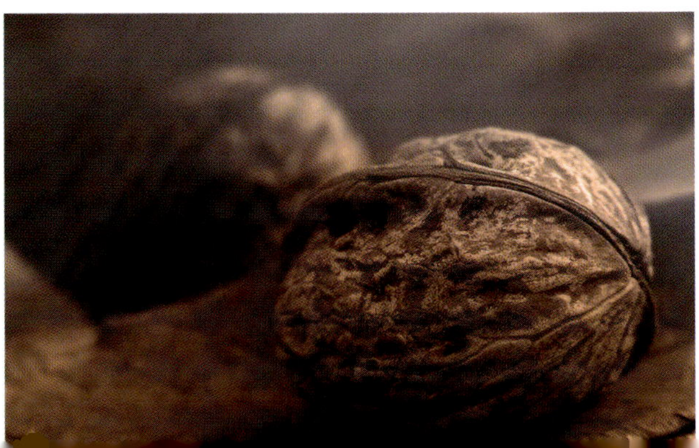

Questions/réponses

J'ai déjà essayé de nombreux régimes mais sans succès, ou alors je reprends systématiquement du poids après l'arrêt du régime. Pourquoi est-ce que je devrais choisir de cuisiner paléo ?

Parce que l'alimentation paléo n'a rien à voir avec un régime. La plupart des régimes comprennent une phase durant laquelle on réduit fortement les calories, puis une phase dite de stabilisation du poids. L'alimentation paléo est tout à fait différente. Ce n'est pas un régime, c'est bien plus que cela, c'est un style de vie. L'objectif est d'adopter et de suivre les principes présentés dans ce livre de manière régulière et de s'inspirer des recettes afin de construire un style de vie qui va vous permettre de rester en bonne santé tout au long de votre existence.

Est-ce que je vais devoir compter les calories de ce que je mange ?

L'alimentation paléo n'est pas un régime. De ce fait, vous n'avez pas à compter les calories que vous ingérez, car tous les aliments de l'alimentation paléo sont bons pour votre corps et vont vous apporter exactement ce dont vous avez besoin. Attention toutefois aux excès. Manger 100 g de noix ou d'amandes c'est 600 calories d'un coup au minimum !

Comment est-ce que je vais manger des glucides si l'alimentation paléo ne permet pas de manger des céréales, du pain ou des pâtes ?

Vous n'avez pas besoin de tant de glucides que cela et, contrairement aux protéines et aux graisses, aucun glucide n'est essentiel pour votre corps. Donc pas de panique. Vous trouverez tous les glucides dont vous avez besoin dans les légumes et les fruits. De plus, de nombreux aliments paléo sont naturellement riches en glucides comme la patate douce et les fruits secs (25 g d'abricots secs apportent 10 g de sucre !).

Est-ce que je vais devoir abandonner définitivement les plats que j'aime le plus ? J'adore la pizza et je ne pourrai jamais m'en passer !

Il est vrai que vous allez devoir faire certaines concessions, mais il n'est pas non plus question de faire une croix sur tous les plats non-paléo que vous adorez. De nombreux plats peuvent être adaptés pour être paléo tout en restant délicieux. Il y a d'ailleurs une recette de pizza paléo dans ce livre.

Donc, je vais devoir faire une croix sur les céréales, le pain, les pâtes, le riz et cela à vie ?

Non plus. Pour profiter des avantages de l'alimentation paléo, il faut manger paléo la plupart du temps. Éliminez les aliments non-paléo la plupart du temps (je conseille souvent 90 % des repas), mais accordez-vous deux ou trois repas par semaine durant lesquels vous pouvez manger ce que vous voulez.

Est-ce que cela veut dire que je vais devoir manger pendant toute ma vie des plats insipides ?

Au contraire. Les recettes présentes dans ce livre utilisent de nombreuses épices afin de rendre les recettes paléo tout aussi savoureuses (voire peut-être même plus) que ce que vous avez l'habitude de manger.

Qu'est-ce que je peux manger au petit déjeuner ?

Même si le sujet du petit déjeuner n'est pas abordé directement dans ce livre, c'est souvent un problème pour les gens habitués à manger des céréales ou le traditionnel croissant ou pain au chocolat. Je conseille évidemment le traditionnel petit déjeuner paléo qui comprend des œufs et du bacon, mais si vous n'aimez pas cuisiner le matin, il existe d'autres options comme prendre un smoothie aux fruits antioxydants par exemple.

Et si je vais au restaurant ?

Je sais que la vie moderne ne nous permet pas toujours de cuisiner et de manger ce que l'on veut, et on est parfois invité au restaurant sans qu'on puisse refuser. Mais il est assez simple de manger paléo au restaurant en fait : il suffit de demander de remplacer les frites ou les pâtes par des légumes, ce qui est souvent possible sans frais supplémentaires. Ou alors, prenez deux entrées comme des salades composées (salade au saumon, aux foies de volaille ou au poulet).

Pourquoi le gluten est-il si mauvais pour la santé ?

Le gluten, présent dans la plupart des céréales, semble être à l'origine de problèmes de santé graves chez de plus en plus de gens. Il doit être évité dans la mesure du possible car même si vous n'êtes pas intolérant au gluten, il peut augmenter la perméabilité intestinale. Et donc laisser passer des éléments qui n'ont rien à faire dans votre corps et qui vont provoquer des inflammations. Pire : votre système immunitaire peut réagir violemment contre ces éléments étrangers, s'emballer et se retourner contre vos propres tissus. Le risque est de déclencher des maladies auto-immunes. Le gluten provient principalement des céréales telles que le blé, l'avoine, l'orge, le seigle. On en trouve donc dans le pain, les pâtes et les produits industriels. Vous l'avez compris, il n'y a pas de gluten dans l'alimentation paléo.

Est-ce que je vais devoir arrêter de boire du café ?

Pas du tout, au contraire, il est même prouvé qu'à doses modérées, le café a un impact positif sur votre capacité à être productif pendant votre journée et il est bourré d'antioxydants. Attention toutefois à ne pas en boire dans l'après-midi, sous peine d'avoir du mal à vous endormir le soir et à avoir un sommeil de mauvaise qualité mais vous savez mieux que moi quelles sont les doses que vous tolérez.

Et l'alcool ?

Si perdre du poids est votre objectif principal, supprimez totalement la consommation d'alcool de votre quotidien. Sinon en général, boire deux à trois verres d'alcool par semaine ne pose pas de problèmes. Favorisez les bons alcools comme le vin rouge et évitez ceux qui contiennent du gluten comme la bière.

Est-ce que cela va être compliqué de cuisiner paléo ? Je suis toujours pressé quand il s'agit de faire des courses et de cuisiner.

Cuisiner paléo est très simple. Vraiment très simple. En revanche, cela ne veut pas dire que manger paléo va être facile, je tiens bien à insister là dessus. Il peut être difficile de résister à des aliments non-paléo (les tentations sont grandes parfois). De même que l'on ne dispose parfois que de très peu de temps pour cuisiner, les plats tout prêts pourraient dépanner et pourtant il faut apprendre à s'en passer. Suivez les conseils de ce livre et mangez en vous inspirant des recettes. Vous allez radicalement modifier votre style de vie et en finir avec vos problèmes de poids pour le restant de votre vie.

Quelles sont les contraintes lorsqu'on veut cuisiner paléo ?

Pour cuisiner paléo, vous allez faire face à quelques challenges. Le premier est évidemment d'accepter un changement radical dans votre style de vie, en l'occurrence votre alimentation. Comme vous allez le voir, les recettes présentes dans ce livre ne contiennent pas de pain, de céréales, de pâtes et cela peut être un changement difficile à accepter pour certaines personnes. Il y a aussi la contrainte financière : manger paléo coûte en général un peu plus cher que manger de la nourriture industrielle et cela peut être un frein. Toutefois on peut très bien manger paléo sans se ruiner en privilégiant les protéines les moins chères (la viande de poulet ou de porc est moins onéreuse que la viande de bœuf, les œufs ne coûtent pas cher), et en achetant les légumes de saison.

Est-ce que je vais devoir acheter tous mes ingrédients avec le label bio ?

Évidemment, ce serait mieux. Mais il n'est pas indispensable d'acheter d'emblée tous vos produits bio : le principal but de l'alimentation paléo est d'éliminer la nourriture industrielle de votre alimentation, puis tous les aliments non-paléo comme les céréales. Une fois que vous en serez à ce stade, vous pourrez vous concentrer sur la qualité des aliments et acheter bio si votre budget le permet. Les aliments à acheter bio en priorité sont les légumes à feuilles (salades, épinards, choux, blettes etc.), les fruits (pommes, pêches, poires, agrumes, fraises hormis les kiwis) car ce sont dans ces aliments que l'on détecte des résidus de pesticides et que les limites maximales sont le plus fréquemment dépassées.

Comment remplacer le lait ?

On l'a vu dans le chapitre précédent, le lait n'est pas paléo. Si vous avez absolument besoin de réaliser une recette nécessitant du lait, prenez du lait de noix de coco à la place. Je l'utilise par exemple pour faire des currys. Le lait d'amande est aussi une solution. Quant au lait de soja, il n'est pas paléo, le soja étant une légumineuse.

On dit souvent qu'il ne faut pas manger beaucoup d'œufs car ils augmentent le taux de cholestérol dans le sang. Qu'en est-il ?

C'est aussi une légende urbaine. Je mange personnellement environ six œufs par jour, et ce depuis plus de quatre ans, sans avoir le moindre problème de cholestérol. En effet, les œufs contiennent du cholestérol mais cela ne veut pas dire que ce cholestérol va se retrouver dans votre sang, au contraire. On estime que l'impact du cholestérol présent dans l'alimentation sur votre taux de cholestérol sanguin est de moins de 1 % ! Donc aucun problème pour manger des œufs. Ils sont même une excellente source de protéines et de graisses. Si vous avez du cholestérol qui circule en excès dans votre sang, c'est votre corps qui le fabrique.

Quelles sont les bonnes graisses à utiliser pour la cuisson ? Et celles à éviter ?

Les meilleures graisses pour cuisiner sont les graisses dites saturées qui sont bien plus stables aux hautes températures que les graisses insaturées. Je recommande donc toujours d'utiliser de l'huile de noix de coco pour la cuisson des aliments et d'éviter les huiles végétales trop riches en oméga-6 comme l'huile de tournesol et l'huile de maïs pour l'assaisonnement. Les seules huiles végétales que j'utilise sont l'huile d'olive et l'huile de colza pour son bon rapport oméga-6/oméga-3. Évitez à tout prix les graisses végétales transformées comme la margarine. De même que le beurre. Issu du lait, il n'est pas paléo.

Est-ce que je vais devoir faire du sport en plus de cuisiner paléo ? Je n'ai pas le temps pour cela.

Cela n'est pas nécessaire mais fortement recommandé si vous souhaitez perdre du poids. Vous pouvez réussir à résoudre vos problèmes de poids sans faire de sport mais sachez que la pratique régulière d'une activité physique vous conduira beaucoup plus rapidement à vos objectifs.

Je suis végétarien et j'ai lu que l'alimentation paléo contient beaucoup de viande. Est-ce que cette alimentation peut me convenir ?

Bien sûr ! Dans l'alimentation paléo, la viande n'est pas un passage obligé. Nos ancêtres mangeaient beaucoup de viande et de poisson, certes, mais vous pouvez adapter votre alimentation : à partir du moment où vous décidez d'exclure la viande et le poisson, vous devez consommer des œufs et de grandes quantités de végétaux (plus d'un kilo par jour), de noix, de graines et de quinoa. Vous pouvez donc tout à fait manger paléo végétarien. D'ailleurs certaines recettes de ce livre sont végétariennes. Vous pouvez imaginer d'autres recettes paléo végétariennes simplement en déclinant les autres.

Est-il conseillé de prendre des compléments alimentaires en suivant une alimentation paléo ?

L'alimentation paléo est une alimentation très dense nutritionnellement beaucoup plus dense que l'alimentation « glucido-industrielle ». Elle apporte beaucoup plus de vitamines, de minéraux comme le potassium, le magnésium, beaucoup plus de fibres et de polyphénols également. Toutefois, compte tenu des cultures intensives, des temps de transport et de stockage parfois longs entre le lieu de production et le lieu de consommation des fruits et légumes, ces derniers sont souvent plus pauvres en vitamines et minéraux que les végétaux que consommaient nos ancêtres. Nous sommes également beaucoup plus stressés chroniquement et notre environnement est plus pollué. Tout ceci conduit, d'après les enquêtes alimentaires et les études épidémiologiques, à des déficits fréquents dans la population. Dans ces conditions, un programme de supplémentation minimal peut être utile et doit permettre de s'approcher au plus près des apports en vitamines et minéraux de nos ancêtres. C'est en tout cas ce que conseille Mark Sisson. Personnellement, je prends un complexe multivitamines faiblement dosé et un supplément de magnésium quotidiennement.

Menus paléo

Parfois, le problème, quand on décide de changer d'alimentation, c'est de prévoir ce que l'on va manger tout au long de la semaine. Et si l'on n'y parvient pas, il est très facile de retomber dans de mauvaises habitudes alimentaires. Afin de vous aider à organiser votre semaine et à manger paléo tous les jours, voici deux semaines entières d'alimentation paléo. Vous trouverez les détails des recettes de déjeuners et de dîners qui sont en gras dans la deuxième partie du livre.

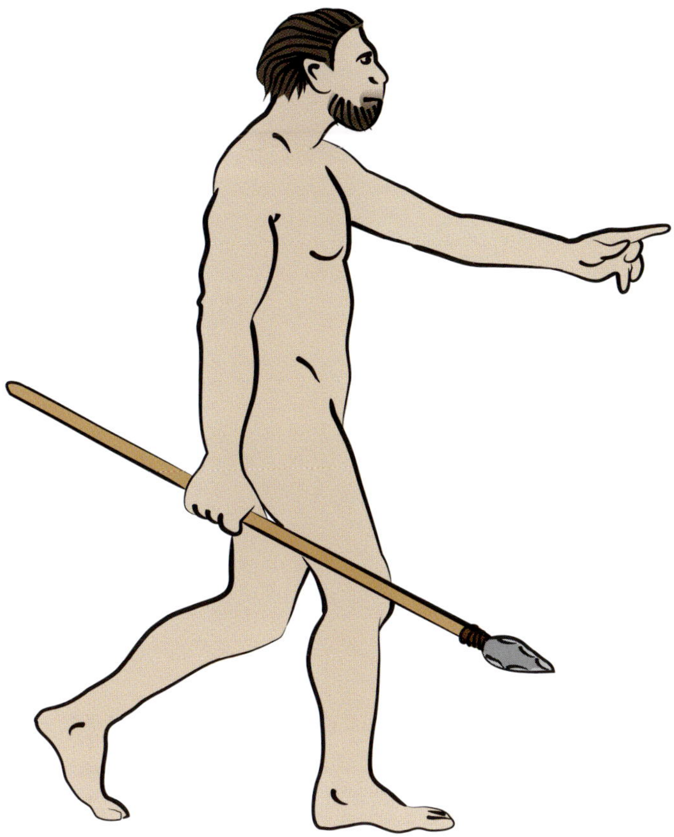

Semaine 1

	Lundi	Mardi	Mercredi
Petit Déjeuner	◆ Casserole œufs tomates & aubergine ◆ Thé ou café noir (sans sucre)	◆ Frittata au jambon et carottes ◆ Thé ou café noir (sans sucre)	◆ Omelette et bacon grillé ◆ Thé ou café noir (sans sucre) ◆ Un fruit au choix
Déjeuner	◆ **Poulet à l'asiatique (p 73)** ◆ Légumes verts à la vapeur ◆ **Cookies paléo (p 133)**	◆ **Poitrine de porc croustillante (p 100)** ◆ Wok de légumes ◆ Une pomme	◆ **Saumon & œuf mollet provençale (p 112)** ◆ **Soufflé à la noix de coco (p 142)**
Dîner	◆ Pièce de bœuf grillée ◆ Poêlée de légumes et champignons	◆ **Bouillon de poulet et noix de coco (p 72)** ◆ **Cuisses de poulet, olives et pruneaux (p 121)**	◆ **Papillote de saumon et julienne de légumes au citron (p 106)**

Jeudi	Vendredi	Samedi	Dimanche
◆ Pancakes aux patates douces ◆ Thé ou café noir (sans sucre)	◆ Œuf au four, chorizo & champignons ◆ Thé ou café noir (sans sucre)	◆ Pancakes à la poudre d'amande et aux courgettes ◆ Thé ou café noir (sans sucre)	◆ Omelette jambon & champignons ◆ Thé ou café noir (sans sucre)
◆ **Jarret de porc poire et miel (p 116)** ◆ Légumes vert grillés ◆ **Gâteau aux amandes (p 141)**	◆ Poulet grillé aux épices ◆ Mélange de légumes verts au wok ◆ Une poignée d'amandes	◆ **Salade de crevettes aux agrumes et jeune fenouil (p 70)** ◆ **Crumble aux pommes (p 136)**	◆ **Daube de bœuf (p 118)** ◆ **Tarte au citron paléo (p 144)**
◆ **Soupe de champignons (p 94)** ◆ **Pilons de poulet (p 110)**	◆ **Röstis de cabillaud à l'abricot (p 88)** ◆ **Moules, lait de coco, coriandre et citron vert (p 96)**	◆ **Soupe de poisson (p 98)** ◆ **Cabillaud à la tapenade (p 124)** ◆ Légumes verts au wok	◆ **Salade de poulet chaude (p 82)**

Semaine 2

	Lundi	Mardi	Mercredi
Petit Déjeuner	◆ **Pancakes à la noix de coco (p 134)** ◆ Thé ou café noir (sans sucre)	◆ Lardons sautés, noix, œuf au plat ◆ Thé ou café noir (sans sucre)	◆ Pancakes aux fruits rouges ◆ Thé ou café noir (sans sucre)
Déjeuner	◆ **Poulet citron et fenouil (p 125)** ◆ Wok de légumes ◆ Une poignée de noix du Brésil	◆ **Escalope de poulet à la napolitaine en poudre d'amande (p 122)** ◆ Légumes grillés ◆ Une salade de fruits	◆ Assiette de crudités ◆ **Aile de raie panée à la noix de coco (p 109)** ◆ Un fruit au choix
Dîner	◆ **Gaspacho (p 90)** ◆ **Frittata au chorizo (p 89)**	◆ **Bouillon de bœuf (p 78)** ◆ **Moussaka (p 96)**	◆ **Salade de thon (p 68)** ◆ Poêlée de courgettes

Jeudi	Vendredi	Samedi	Dimanche
◆ Œufs pochés, tomates rôties ◆ Thé ou café noir (sans sucre)	◆ Röstis de patate douce et bacon grillé ◆ Thé ou café noir (sans sucre)	◆ Œufs avec avocats & salsa ◆ Thé ou café noir (sans sucre)	◆ Omelette au saumon fumé ◆ Thé ou café noir (sans sucre)
◆ Escalope de poulet grillée aux épices ◆ Légumes grillés ◆ Poignée de noix et fruit secs	◆ Salade aux foies de volailles ◆ Parfait de potimarron	◆ **Filet de bœuf purée de panais et amandes (p 116)** ◆ Un fruit au choix	◆ **Chevreuil aux noix et champignons (p 102)** ◆ Salade de fruits
◆ **Carpaccio de thon passion (p 74)** ◆ **Fondue chinoise paléo (p 108)** ◆ Wok de légumes	◆ Soupe de légumes ◆ **Saint-Jacques au lard (p 86)**	◆ **Ribs de porc (p 126)** ◆ Poêlée légumes et champignons	◆ **Soupe de butternut aux champignons (p 84)** ◆ **Pizza paléo (p 92)**

Les entrées

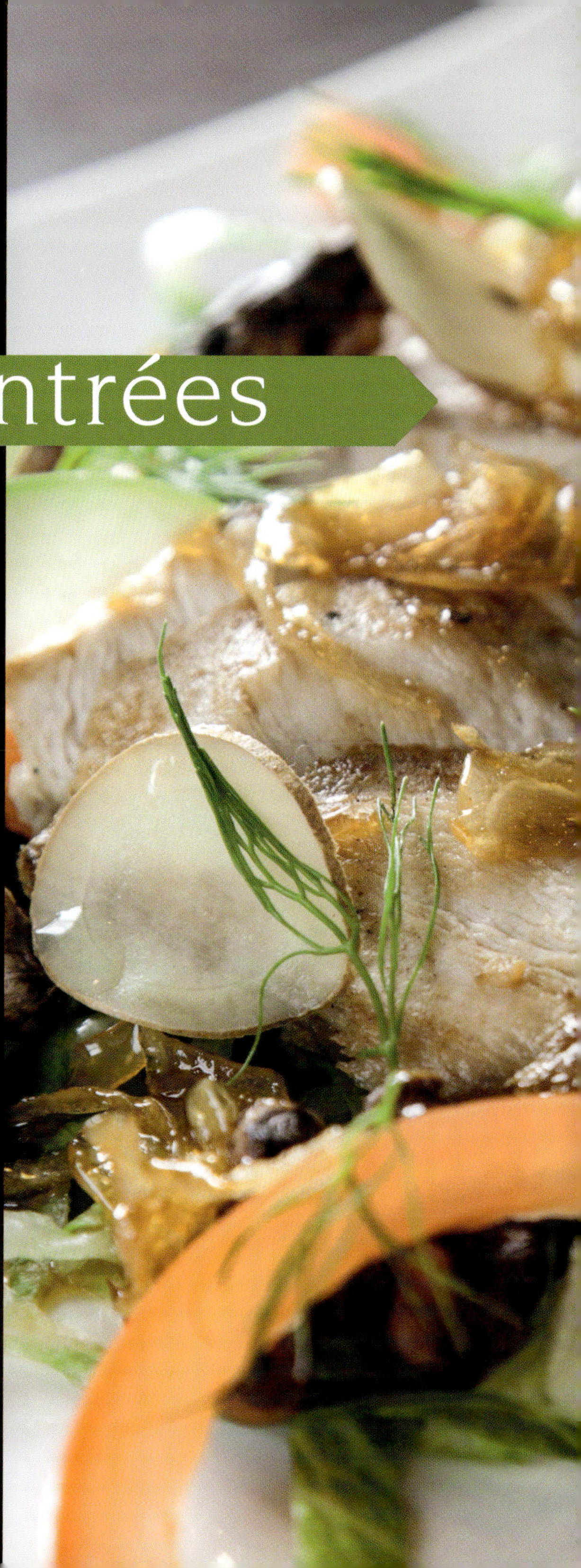

Gnocchi de patate douce

Préparation
40 min
Cuisson
25 min
À noter
Si le mélange est trop liquide, il est possible d'y incorporer plus de poudre d'amande.

2 patates douces
150 g de poudre d'amande
2 œufs
20 g d'huile d'olive
Sel, poivre

Faire cuire les patates douces à l'eau salée puis les écraser en purée une fois refroidies.
Incorporer les œufs et la poudre d'amande, assaisonner.
Faire frire la préparation directement dans une sauteuse bien chaude avec de l'huile d'olive, en quenelles ou en galettes.

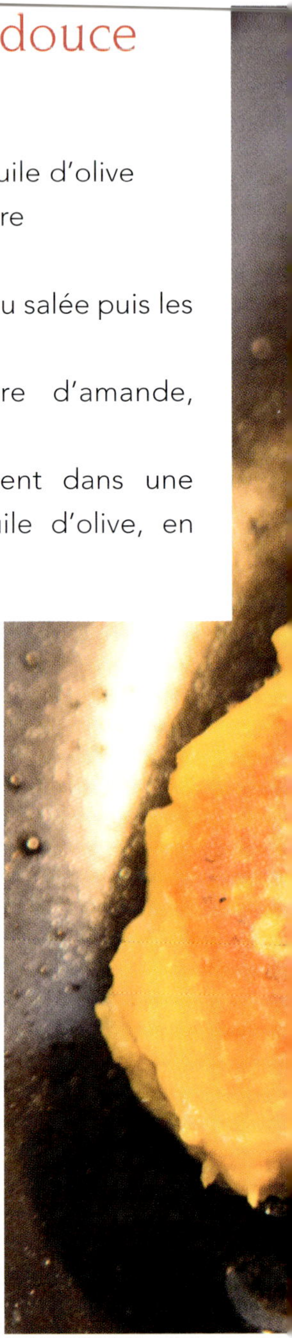

Salade de thon

400 g de thon frais
2 avocats en tranches
1 laitue en chiffonnade
2 citrons
¼ c. à café de paprika fumé
15 g d'huile d'olive
Sel, poivre

Préparer la vinaigrette : dissoudre le paprika dans le jus des citrons, puis monter la vinaigrette à l'huile d'olive.
Faire griller rapidement le thon en le gardant cru à l'intérieur, assaisonner.
Le dresser tiède sur la salade et disposer l'avocat avant de déguster.

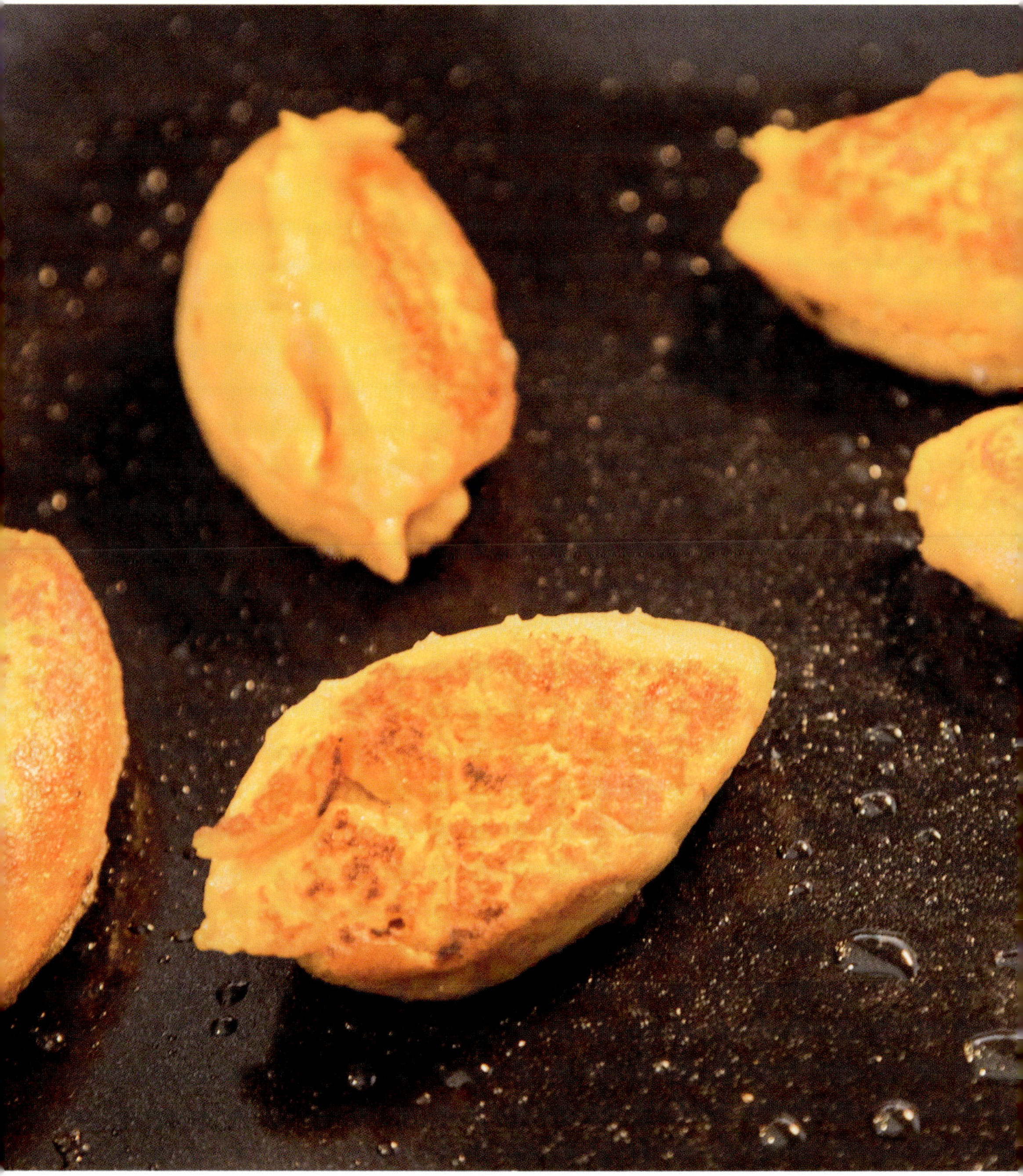

Salade de crevettes aux agrumes et jeune fenouil

Préparation
10 min
Cuisson
5 min

2 jeunes fenouils
1 laitue romaine
10 feuilles de basilic
1 orange
1 pomélo
12 crevettes
8 tomates séchées
10 g d'huile de noix
10 g de vinaigre de vin
10 g de noix
Sel, poivre

À noter
Il est possible de déguster les crevettes chaudes dans cette salade.

Faire cuire les crevettes dans un grand volume d'eau bouillante salée pendant 5 minutes.
Couper finement les salades, y ajouter les suprêmes d'agrumes, les tomates, les noix ainsi que le basilic.
Assaisonner avec une bonne vinaigrette de vinaigre et d'huile de noix.

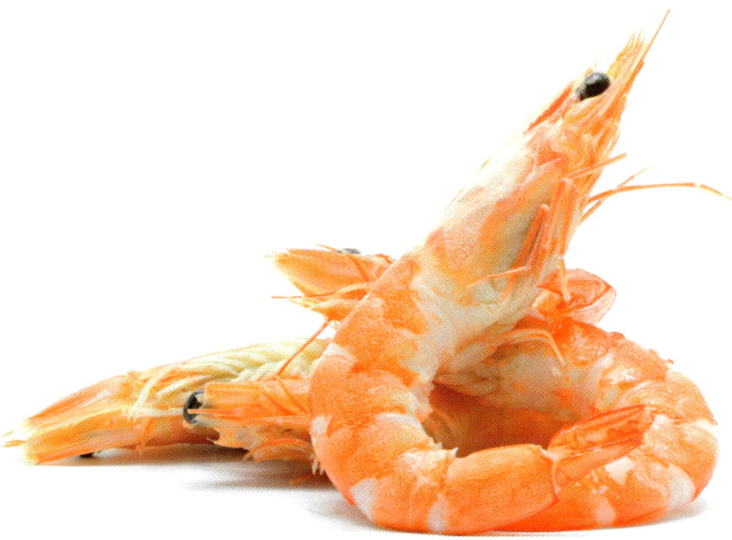

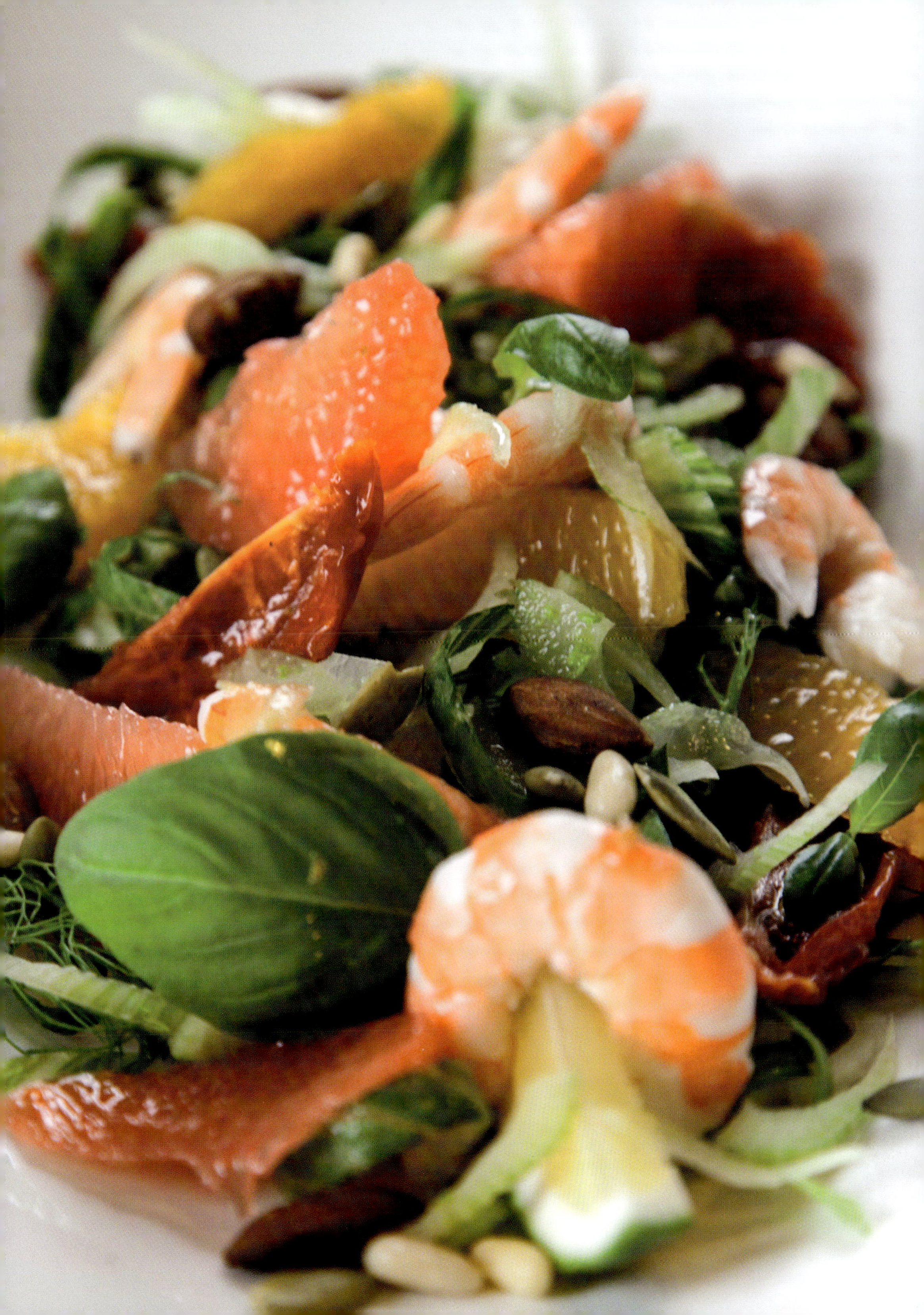

Bouillon de poulet et noix de coco

Préparation
20 min
Cuisson
15 min

1 noix de coco
400 g de blancs de poulet
150 g de champignons de Paris
2 échalotes ciselées
1 g de piment de Cayenne
1 gousse d'ail
10 g de gingembre
15 g d'huile de noix de coco
1 jus de citron
Quelques feuilles de coriandre hachée
Sel, poivre

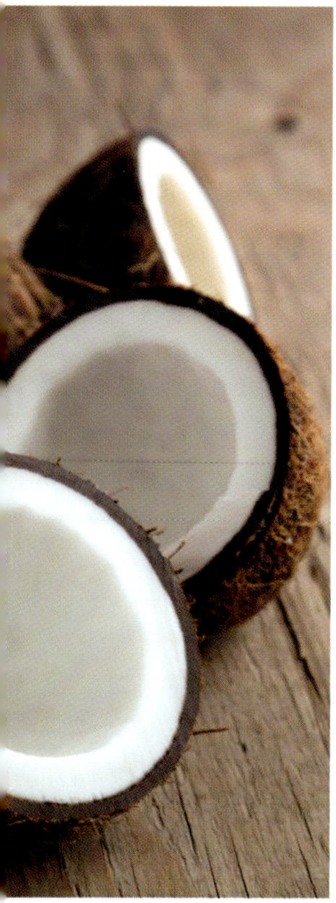

Ouvrir la noix de coco et conserver le jus, tailler une partie de sa chair en fines lamelles.

Tailler le poulet en tranches, et les champignons en cubes.

Dans une sauteuse, faire suer les échalotes dans l'huile de noix de coco, l'ail et le gingembre haché, déglacer avec le jus de noix de coco, incorporer à cette première préparation le poulet, les champignons et la chair de noix de coco.

Ajuster l'assaisonnement, et terminer avec le piment de Cayenne, le jus de citron et la coriandre fraîche.

4

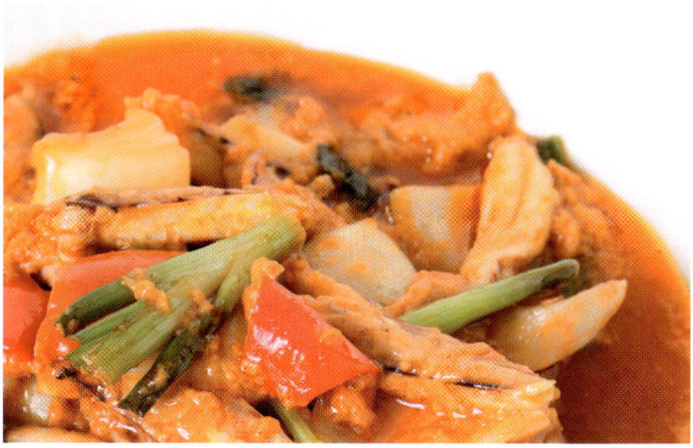

Poulet à l'asiatique

4 cuisses de poulet désossées, taillées en cubes
1 oignon ciselé
10 g de gingembre
10 g d'ail
2 tomates coupées en 8
40 g de sauce coconut aminos (en vente sur Amazon)
100 g de cébettes
20 g d'huile de noix de coco
Sel, poivre

Préparation
25 min
Cuisson
15 min

Dans l'huile de noix de coco, faire colorer à feu vif le poulet, puis l'oignon, le gingembre et l'ail.
Faire cuire la préparation durant 5 minutes, puis y ajouter la sauce coconut aminos (sorte de sauce soja).
Faire réduire le jus jusqu'à ce que le poulet devienne brillant.
Ajouter les cébettes ciselées et les tomates fraîches, et déguster.

À noter
La sauce coco aminos contient de la sève de cocotier et du sel.

Carpaccio de thon passion

Préparation
10 min

200 g de thon frais
1 mangue
1 fruit de la passion
10 g de câpres
8 feuilles de basilic
1 trait d'huile d'olive
1 trait de vinaigre balsamique

À noter
Il est possible de congeler le poisson pendant 7 jours avant de le consommer.

Couper le thon frais et la mangue en fines tranches et les disposer sur une assiette.
Créer une vinaigrette avec le vinaigre balsamique, l'huile d'olive, les câpres et les graines de fruit de la passion.
Dresser avec quelques feuilles de basilic et assaisonner, saler, poivrer avant de déguster.

Salade de poulet

2 blancs de poulet
½ chou vert
½ concombre
5 g de mélange 5 épices
Graines de cumin
20 g d'huile d'olive
10 g de vinaigre de pomme
Sel, poivre

Pocher le poulet dans une eau salée pendant 10 minutes. Une fois le poulet cuit, le faire refroidir et l'effilocher délicatement. Tailler finement le concombre et le chou vert. Dans un blender, mixer l'huile, le vinaigre et le 5 épices. Assaisonner la salade et parsemer de graines de cumin.

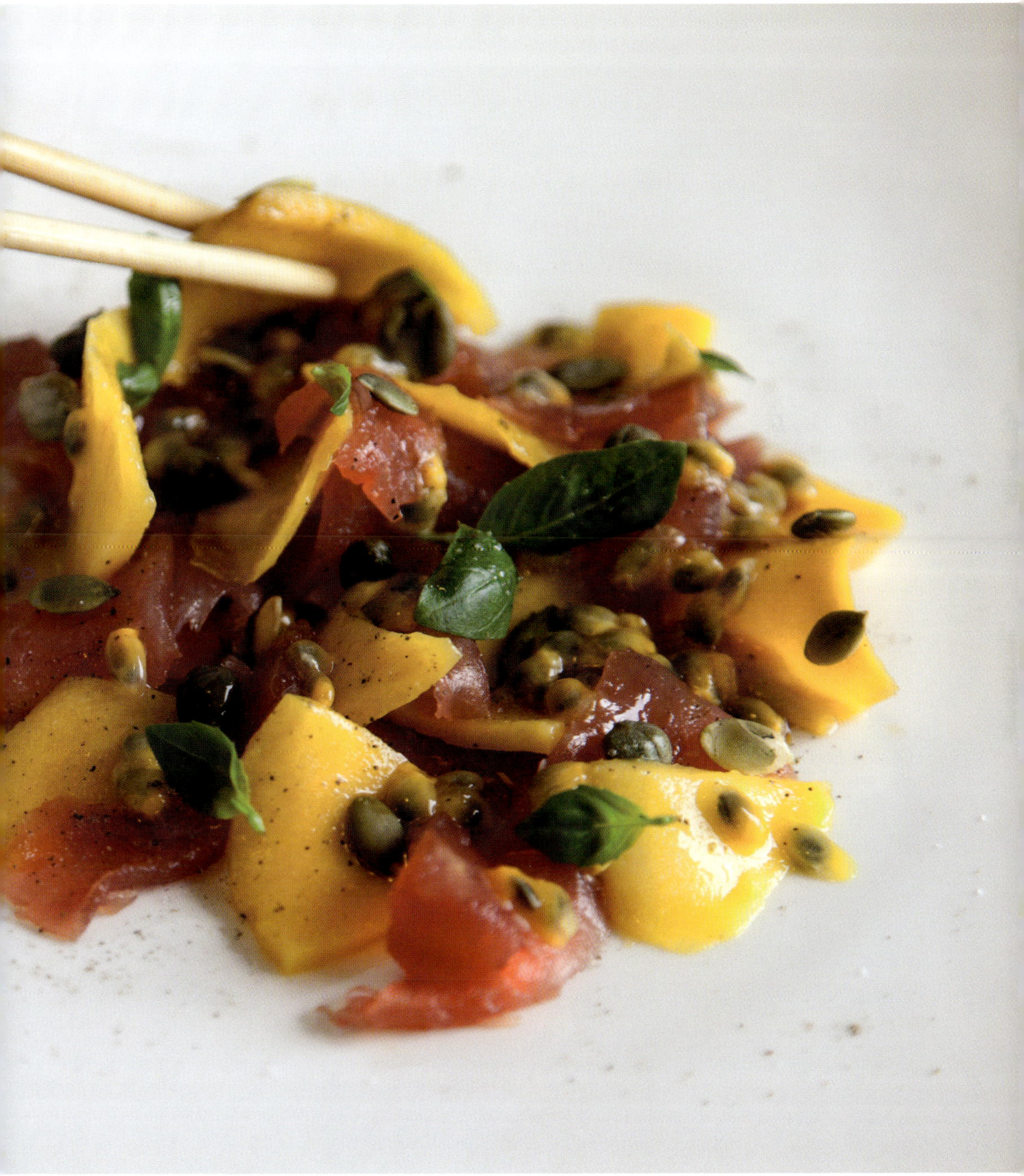

Céviche paléo

Préparation
10 min
Cuisson
20 min

1 dorade
3 citrons verts
1 patate douce
20 g d'amandes
25 g d'oignons
1 tomate
25 g de pignons de pin
2 branches de coriandre en chiffonnade
Sel, poivre

À noter
Ce plat se mange bien frais.

Faire mariner la dorade coupée en dés dans le jus des citrons verts pendant 5 minutes.
Faire cuire la patate douce à l'eau salée, puis la refroidir. Pendant ce temps, couper en fines lamelles les oignons et la tomate. Dresser dans une assiette creuse la dorade, les lamelles d'oignon, les tomates et la coriandre, assaisonner. Parsemer les amandes et les pignons de pin. Couper en cubes la patate douce et la dresser sur le côté de l'assiette.

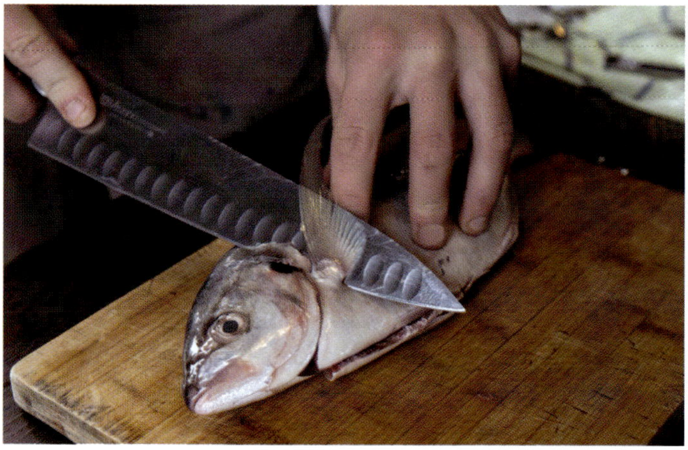

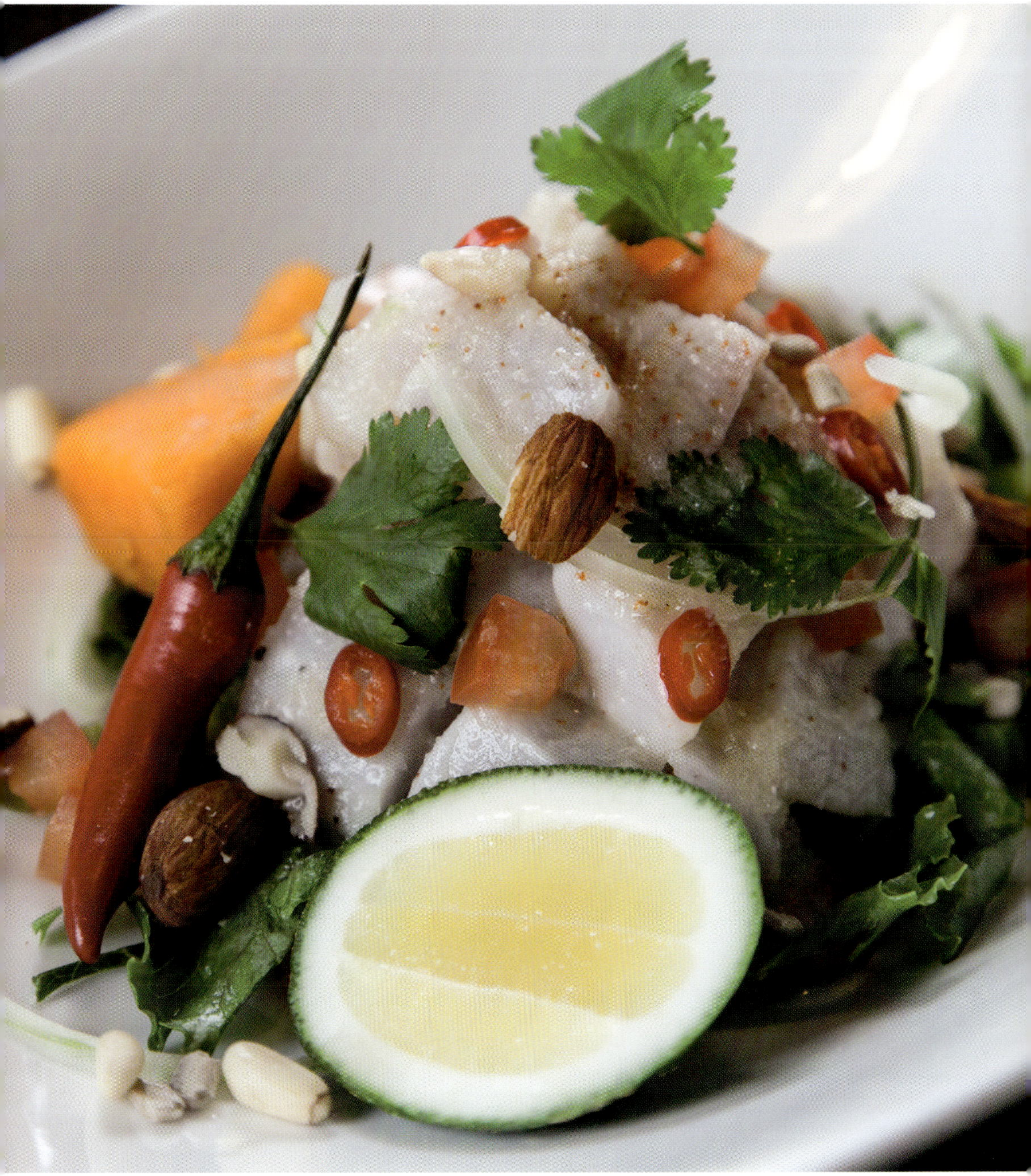

Bouillon de bœuf

Préparation
20 min
Cuisson
10 min

- 140 g de filet de bœuf
- 1 carotte
- 1 oignon
- 2 tranches de citron
- 1 sachet de thé
- 1 pincée de thym/laurier
- 2 branches de coriandre
- 1 pincée de cannelle
- 1 pincée de noix de muscade
- 1 pincée d'anis en poudre
- 1 pincée de piment de Cayenne
- Sel

À noter
Pour vous mesdames, cette recette a pour avantage d'être très peu calorique et paléo.

Faire infuser à l'eau bouillante 5 minutes tous les ingrédients sauf le bœuf.
Retirer le sachet de thé. Y ajouter au dernier moment le bœuf taillé en fines lamelles.
Faire cuire le bœuf directement dans le bouillon.

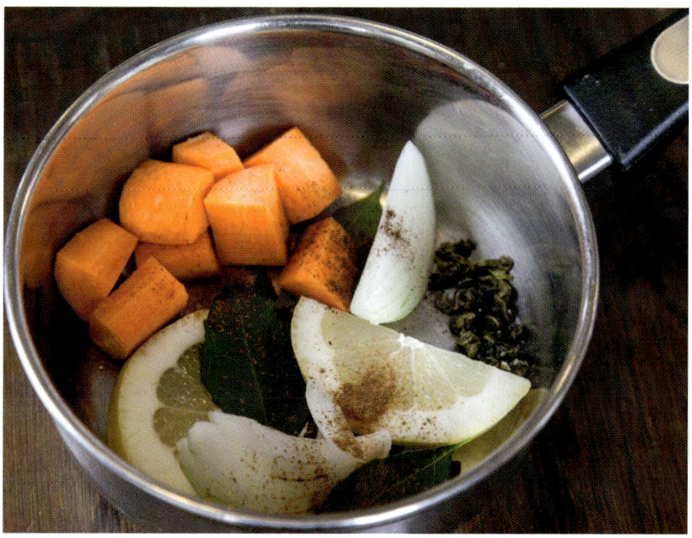

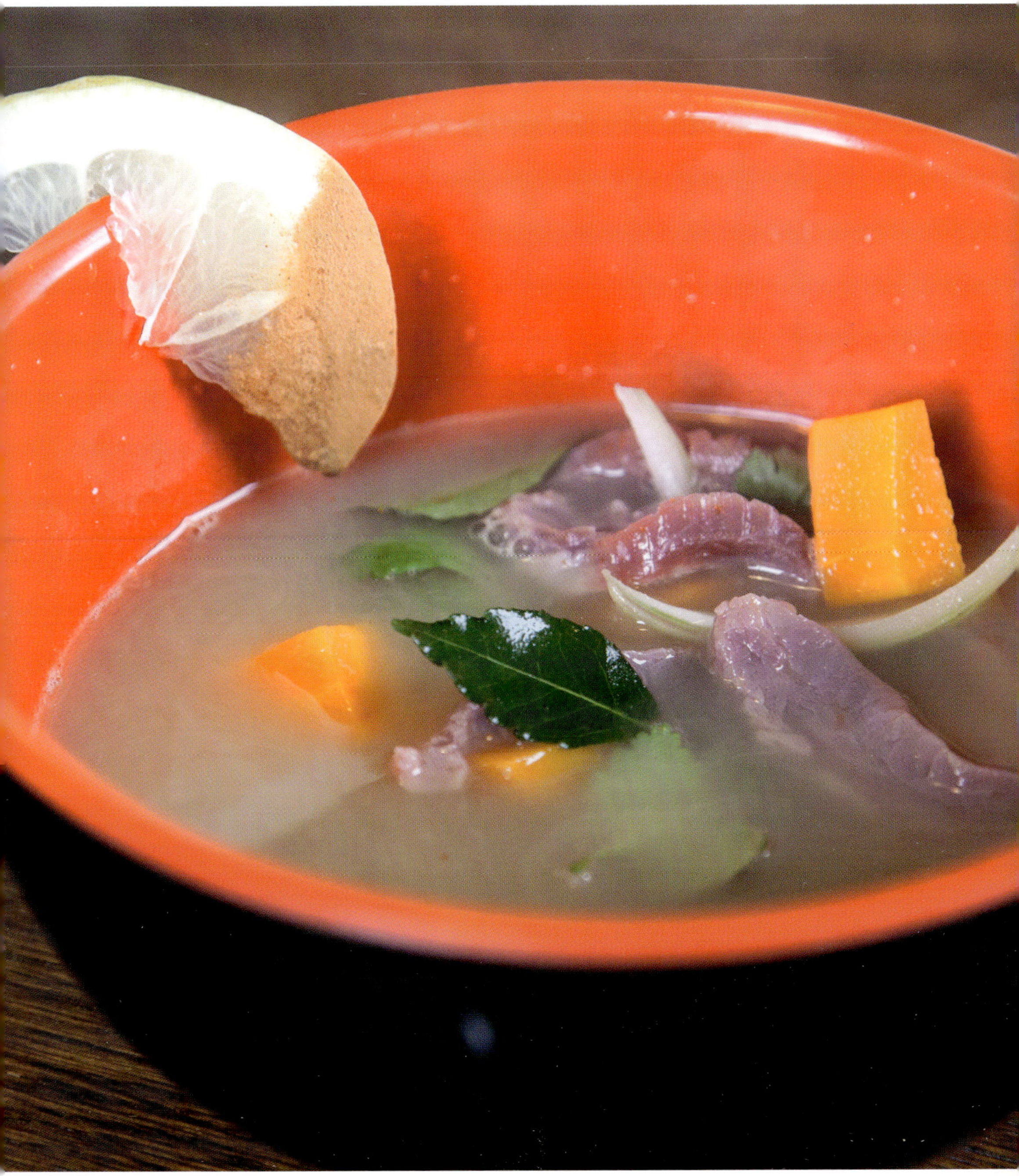

Paléo dip's

Préparation
10 min

200 g de chair de saumon fumé
200 g de crème de coco
50 g de lait de coco
5 g de paprika
5 g d'aneth
5 g d'arrow root*
Sel, poivre

1 ramequin de bâtonnets de carottes crues
1 ramequin de bâtonnets de céleri cru
1 ramequin de bâtonnets de concombre

Dans un blender, mixer l'ensemble des ingrédients jusqu'à l'obtention d'une pâte liquide. Disposer la préparation dans un ramequin, une terrine ou des verrines. Savourer ce dip bien frais, avec ses légumes croquants.

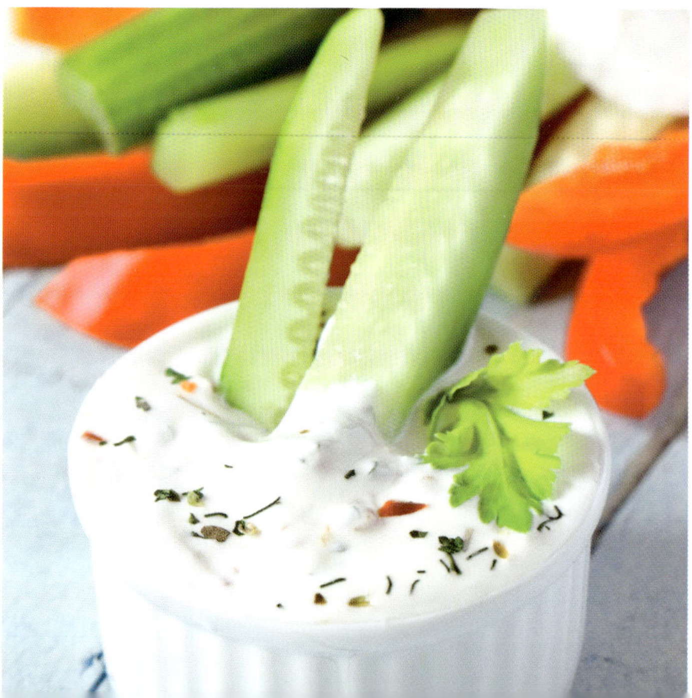

2

Huître, sabayon et viande des Grisons

12 huîtres
1 échalote ciselée finement
120 g de crème de noix de coco
4 jaunes d'œufs
200 g de viande des Grisons
2 branches de marjolaine

Préparation
30 min
Cuisson
45 min

Ouvrir chaque huître et conserver son jus, rouler chaque huître dans une fine tranche de viande des Grisons et la replacer dans sa coquille.
Fouetter vigoureusement les jaunes d'œufs au bain-marie, avec le jus des huîtres.
Y incorporer les échalotes et la crème de noix de coco, ainsi que la marjolaine.
Napper les huîtres de cette sauce, faire dorer au gril du four jusqu'à coloration (approximativement 1 minute au gril très chaud).

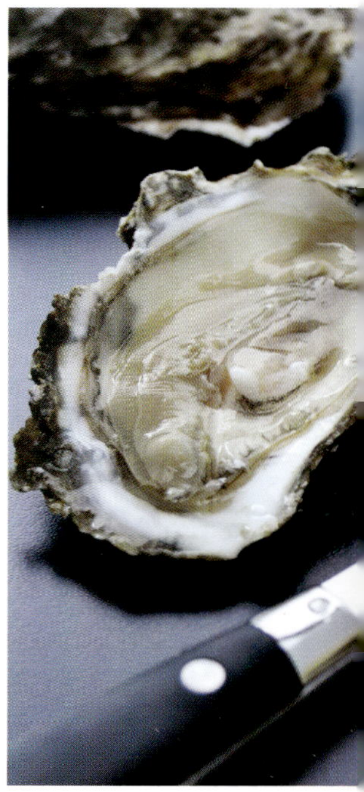

Salade de poulet chaude

Préparation
40 min
Cuisson
20 min

1 endive ou laitue romaine
2 blancs de poulet
1 oignon
1 pomme Granny-Smith
1 tomate
8 g de gingembre
150 ml de jus de pomme
30 g de noix
30 g de miel
30 g d'huile de noix

Préparer la marinade : faire chauffer au micro-ondes le jus de pomme, le miel, l'huile de noix et le gingembre haché. Une fois la marinade refroidie, recouvrir les blancs de poulet et l'oignon coupé en fines lamelles avec la marinade. Laisser reposer au réfrigérateur pendant 24 heures.
Le lendemain, faire rôtir les blancs de poulet avec la marinade. Disposer le poulet sur une assiette avec la salade, quelques cubes de pomme et de tomate, assaisonner avec le jus de cuisson du poulet.

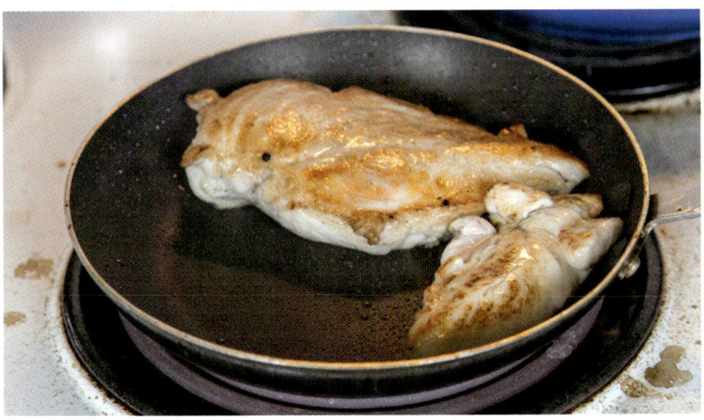

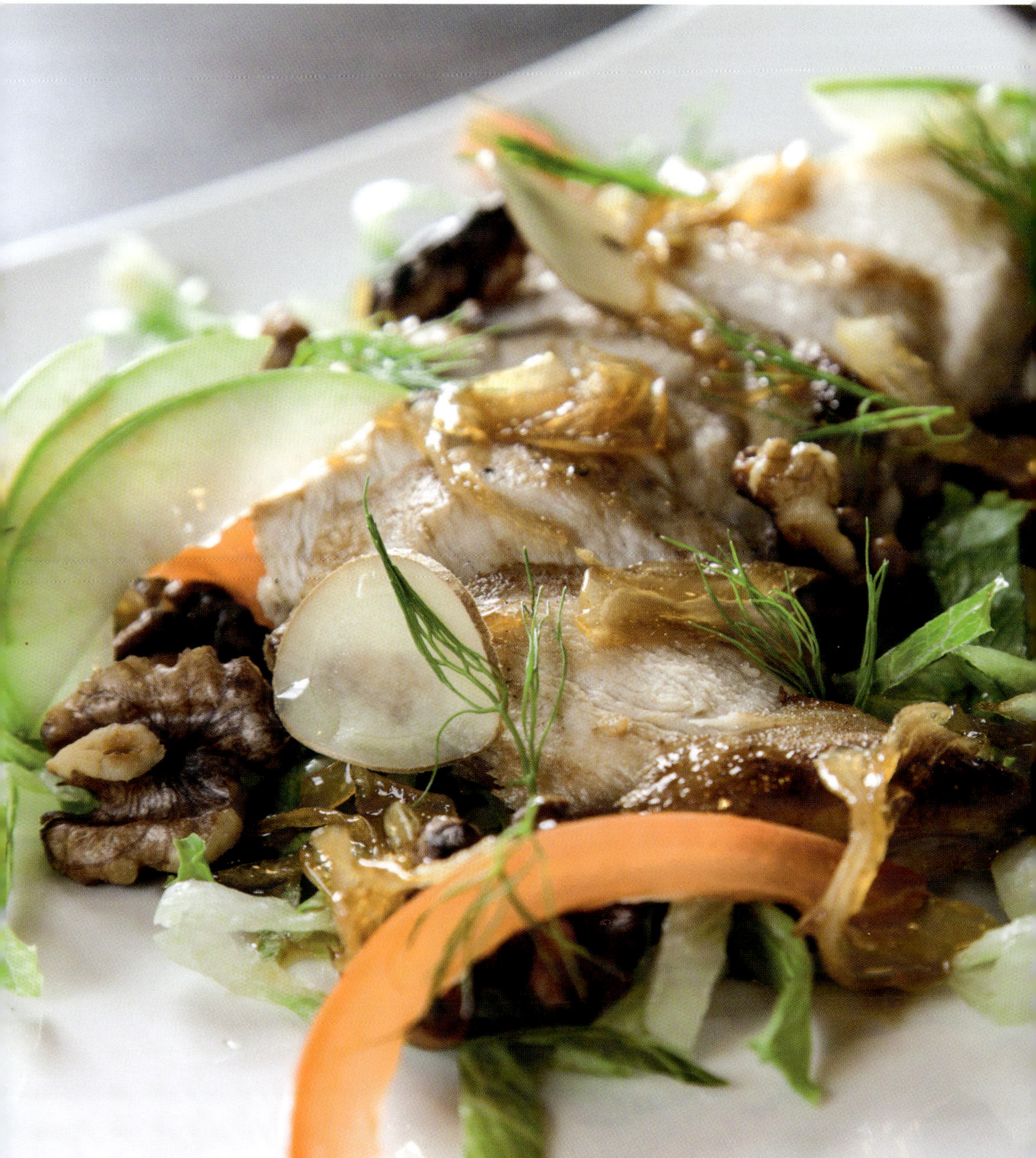

Soupe de butternut aux champignons

Préparation
20 min
Cuisson
30 min

1 butternut
1 oignon
1 litre de bouillon de volaille
100 g de lait de coco
15 amandes
10 noix
100 g de champignons
10/20 g de beurre
Persil haché
Sel, poivre

Faire suer l'oignon ciselé dans 10 g de beurre, y ajouter le butternut coupé en dés.
Ajouter le bouillon et faire cuire à feu doux 20 minutes.
Faire revenir les noix et les amandes légèrement dans 20 g de beurre, et y ajouter les champignons puis le persil, assaisonner.
Ajouter le lait de coco à la soupe, mixer, assaisonner.
Déguster avec les champignons sautés.

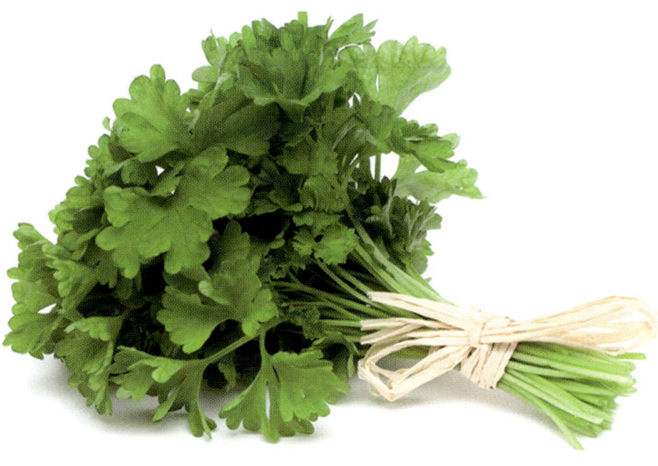

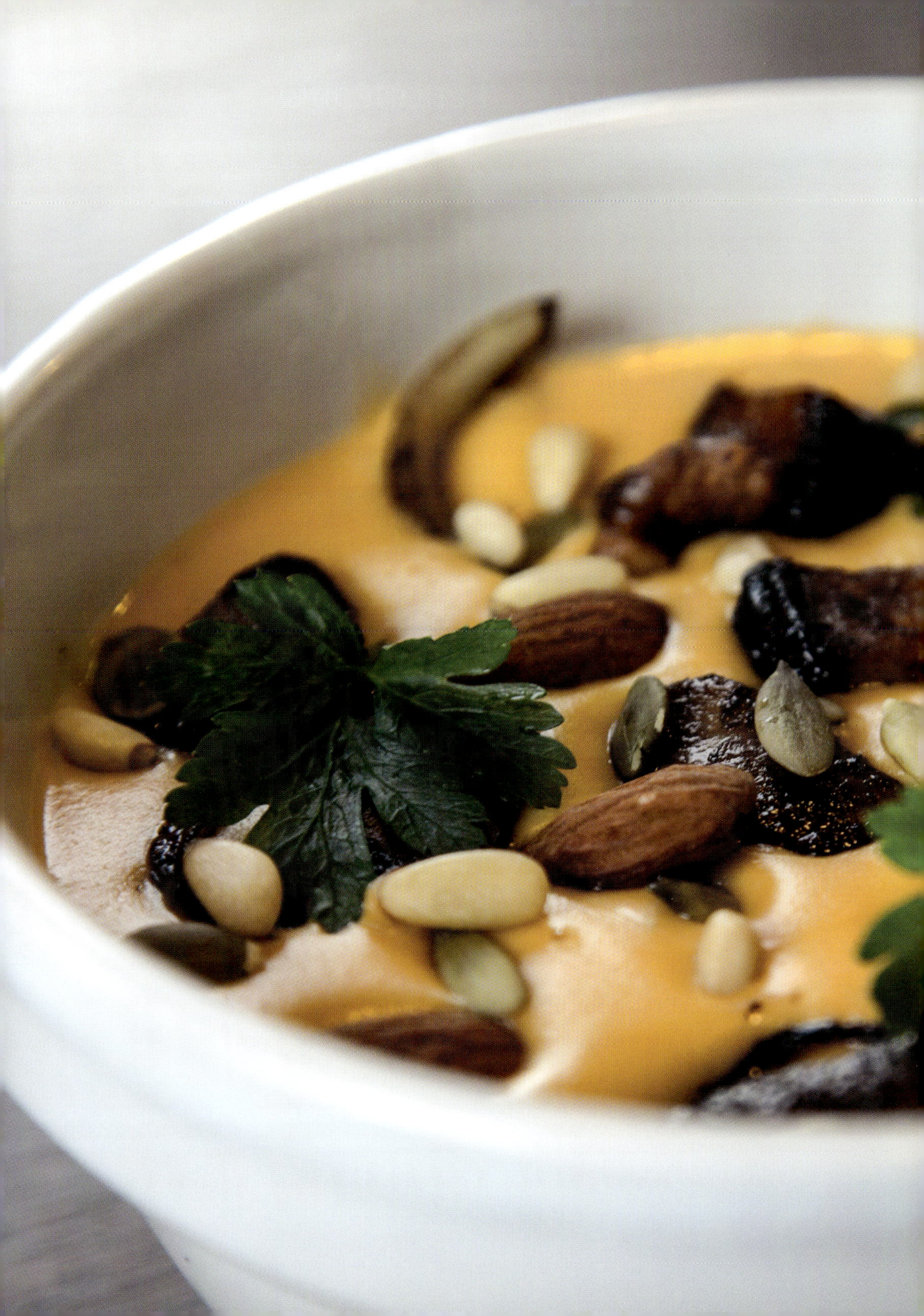

Saint-Jacques au lard

Préparation
25 min
Cuisson
10 min

200 g de mesclun
8 noix de Saint-Jacques
6 asperges vertes
4 tranches de lard
1 poire
Vinaigre de vin
Huile d'olive
Sel, poivre

Couper la poire et les asperges en fines lamelles. Composer la vinaigrette.

Faire colorer à feu vif le lard, vos têtes d'asperges, puis les noix de Saint-Jacques.

Assaisonner la salade et déguster ce plat en chaud/froid.

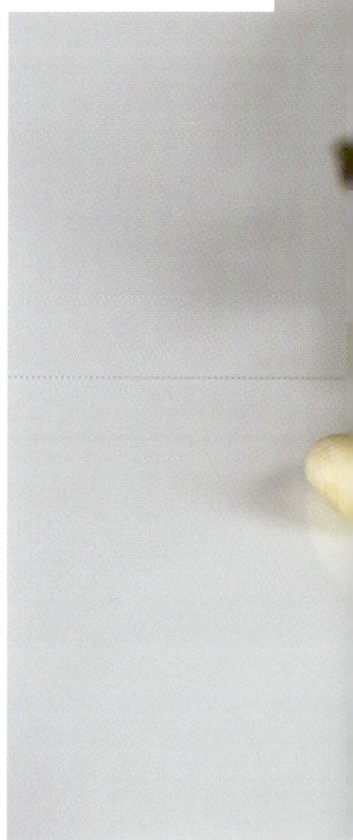

Œufs pochés sauce framboise

200 g de framboises
1 jus de citron
¼ d'oignon rouge ciselé
¼ c. à café de piment de Cayenne
100 g d'eau de coco
10 g de vinaigre de framboise
40 g de miel
6 œufs
Sel, poivre

Mixer tous les ingrédients sauf les œufs à froid très finement, jusqu'à l'obtention d'une sauce liquide et lisse. Réserver. Dans une eau légèrement vinaigrée et frémissante, casser les œufs et les pocher pendant 3 à 4 minutes. Sortir les œufs de l'eau et les napper de sauce avant de déguster immédiatement.

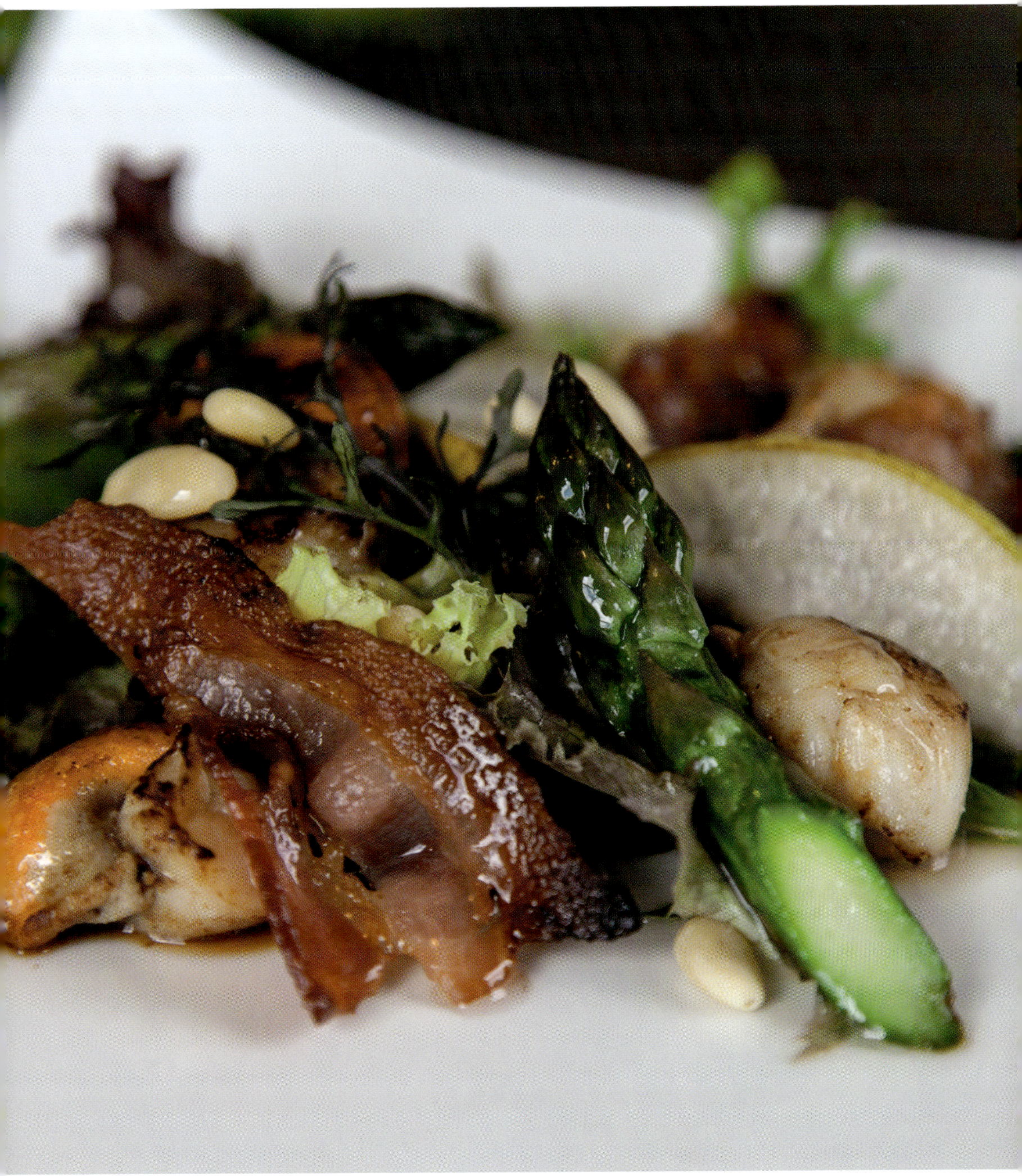

Röstis de cabillaud à l'abricot

Préparation
25 min
Cuisson
15 min

300 g de cabillaud en morceaux
40 g d'abricots secs
20 feuilles de basilic frais
30 g de noisettes
2 œufs
Sel, poivre
Huile de noisette

Sauce
150 g d'abricots secs
200 g de lait de coco
10 feuilles de basilic frais

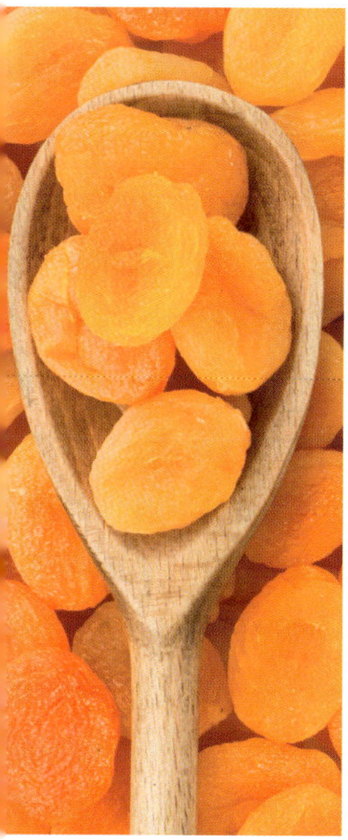

Dans un mixeur, faire tourner les abricots secs et les noisettes.

Une fois ces derniers réduits en poudre, ajouter le reste des ingrédients.

Une fois le mélange homogénéisé, faire frire le mélange en palets à feu moyen dans un peu d'huile de noisette.

Préparer la sauce : ébouillanter les abricots dans le lait de coco, laisser refroidir et mixer en y ajoutant les feuilles de basilic.

Napper les palets de poisson avec la sauce et servir aussitôt.

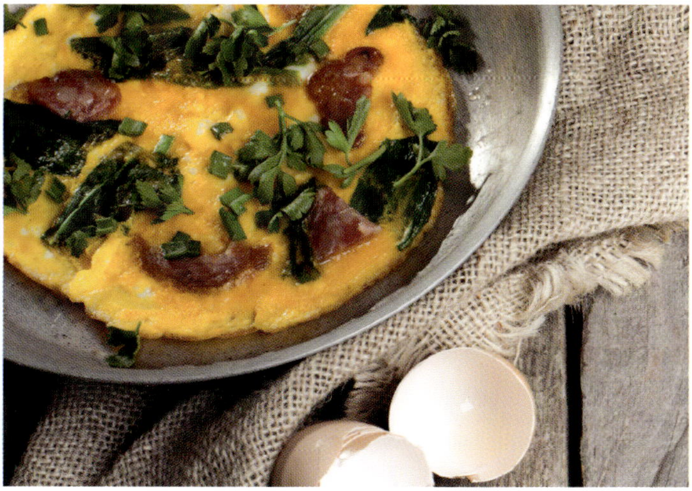

Frittata au chorizo

200 g de chorizo taillé en tranches
6 œufs battus
50 g d'épinards
1 poivron rouge
1 oignon ciselé
10 g d'huile de coco
Sel, poivre

Préparation
15 min
Cuisson
20 min

Dans une poêle antiadhésive, faire suer l'oignon avec l'huile de coco, et faire colorer le chorizo 5 minutes.
Y incorporer le poivron rouge taillé en brunoise et les épinards. Sans attendre, ajouter les œufs préalablement assaisonnés.
Réduire le feu. Une fois la frittata cuite, d'un côté, la retourner rapidement en superposant une autre poêle chaude de même dimension sur le dessus.
Finir de cuire l'envers de la frittata dans la seconde sauteuse.

Gaspacho

Préparation
25 min

500 g de tomates
½ poivron rouge
200 g de concombre
1 pomme Granny-Smith
25 g d'huile d'olive
½ oignon
10 g de vinaigre de Xérès
10 g de jus de citron
1 gousse d'ail
Tabasco
Sel, poivre

À noter
Déguster ce gaspacho bien froid.

Laver les légumes, et éplucher le concombre, l'oignon, l'ail.

Couper les légumes en morceaux. Couper le concombre, les tomates, les poivrons, l'oignon en petits dés.

Dans un mixer, mixer l'huile d'olive, 2 cuillères à soupe de vinaigre de Xérès, le jus de citron, le tabasco et les légumes.

Couper la pomme en petits dés et placer ces derniers sur le dessus de la soupe.

Saler, poivrer.

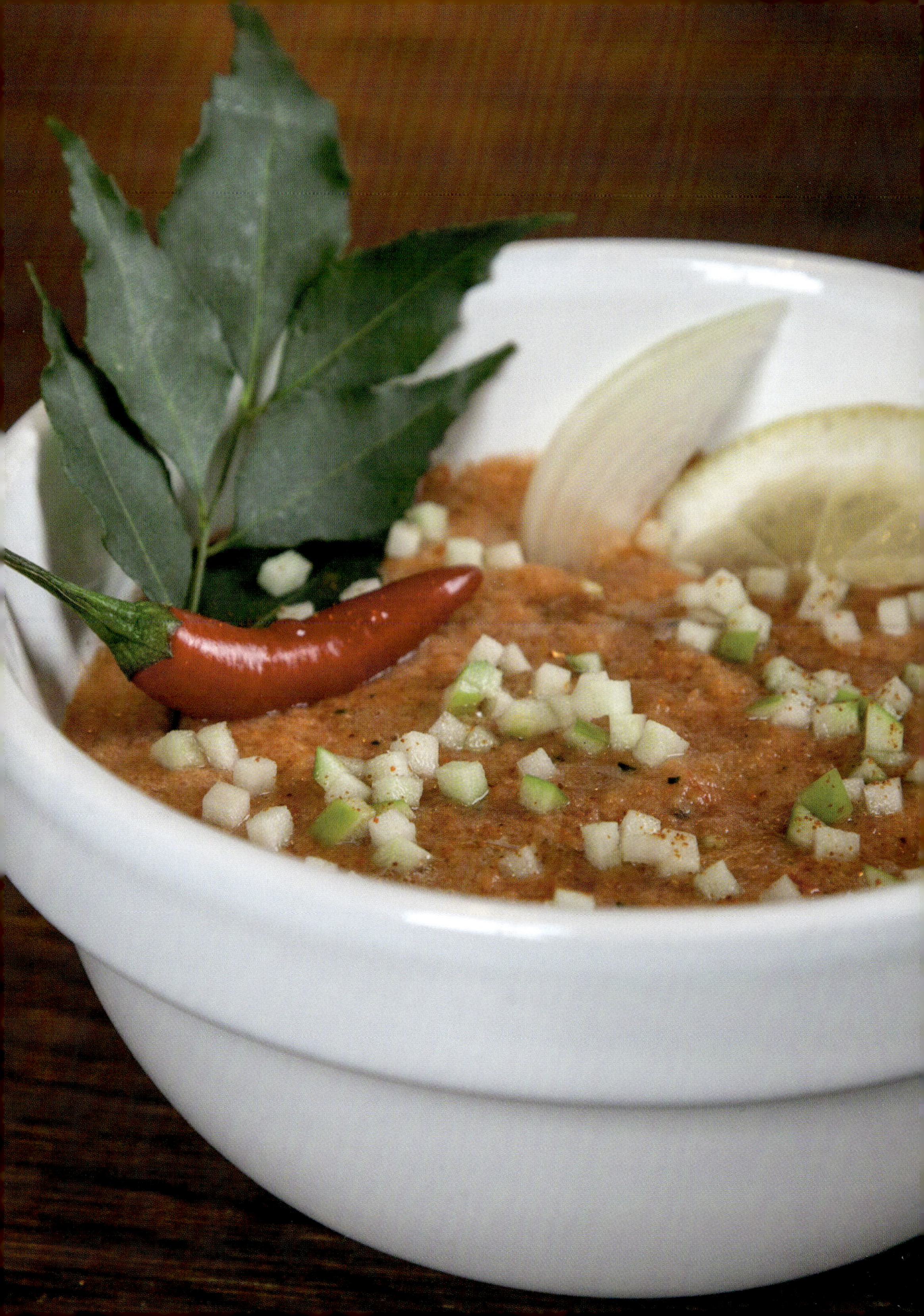

Pizza paléo

Préparation
15 min
Cuisson
15 min

8 œufs
8 tomates confites
30 g de poudre d'amande
15 g d'amandes
6 feuilles de basilic
1 aubergine
1 oignon
80 g de sauce tomate
15 g d'huile d'olive
Sel, poivre

Couper en brunoise l'oignon, l'aubergine et les tomates confites, les faire revenir légèrement à l'huile d'olive sur feu moyen avant de les utiliser comme garniture.
Casser les œufs et les battre avec la sauce tomate et la poudre d'amande, assaisonner.
Verser dans un plat huilé la préparation et les légumes, les amandes sur le dessus.
Faire cuire au four à 180 °C pendant 8 minutes.
Parsemer de basilic.
On peut garder un jaune d'œuf pour le placer sur le centre de la pizza.

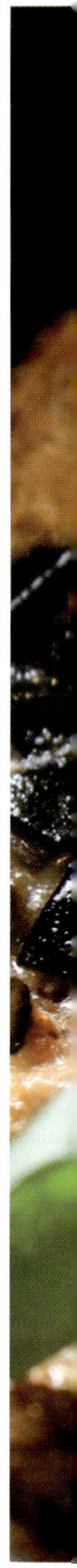

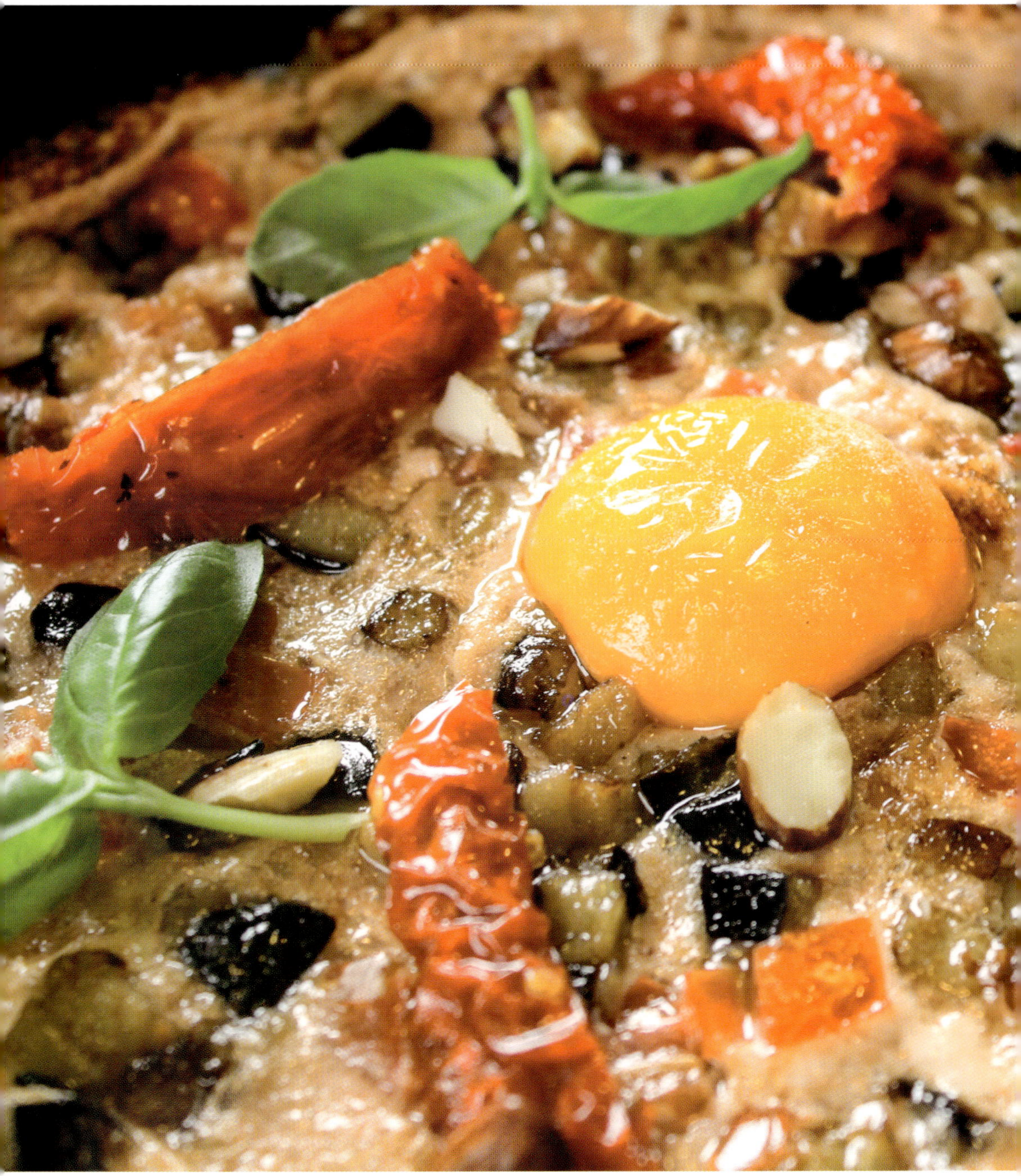

Soupe de champignons

Préparation
15 min
Cuisson
30 min

400 g de champignons frais (selon le marché)
1 oignon ciselé
300 g de lait de coco
50 g de crème de coco
2 gousses d'ail
1 branche de thym
Sel, poivre
Graines de tournesol émondées

Faire suer l'oignon et l'ail, y ajouter les champignons taillés en dés, le thym.
Mouiller à l'aide du lait et de la crème de coco.
Laisser frémir 20 minutes environ, sortir la casserole du feu, mixer finement en ajoutant les graines de tournesol (sans coquilles), lier le tout à l'aide de votre crème de coco et rectifier l'assaisonnement.

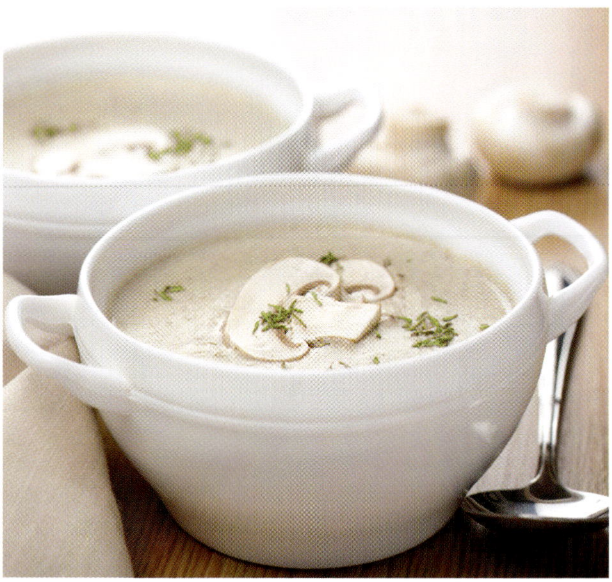

Les plats

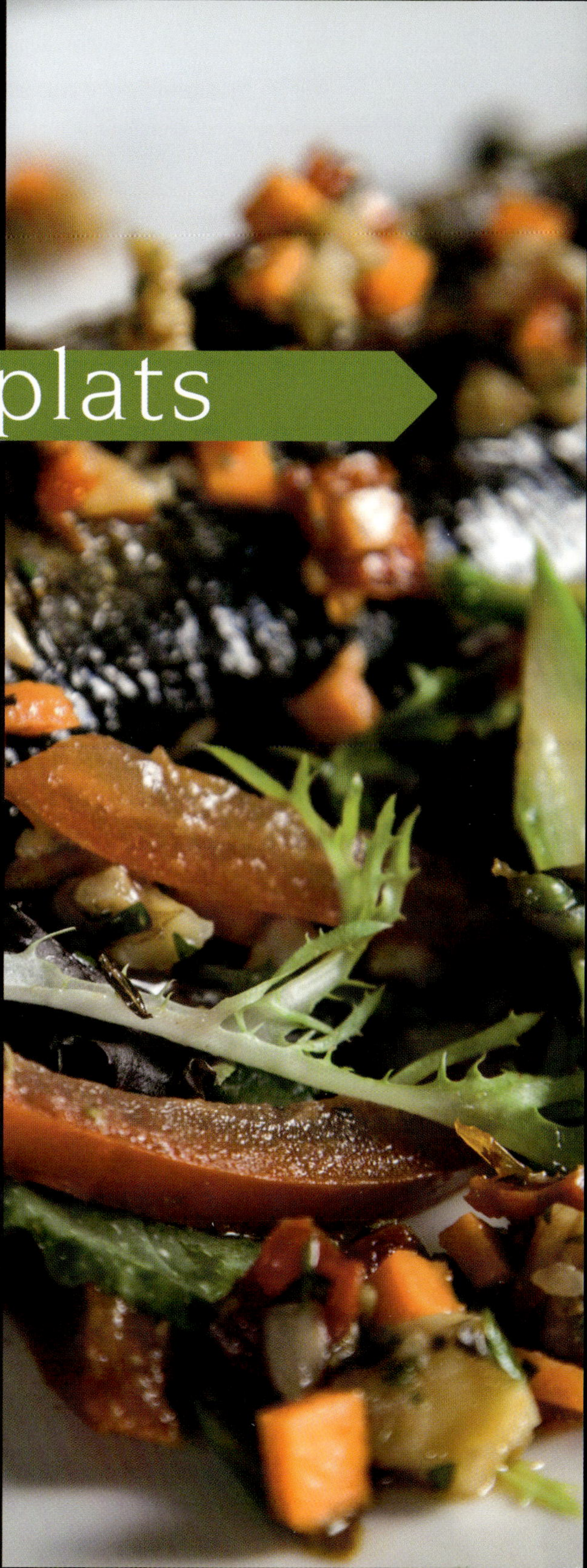

Moussaka

Préparation
20 min
Cuisson
15 min

120 g de viande hachée d'agneau
80 g de sauce tomate
1 oignon ciselé
1 aubergine en cubes
1 tomate
1 pincée de persil haché
1 branche de thym
15 g d'huile d'olive
Sel, poivre

Faire suer les lamelles d'oignon dans l'huile d'olive, faire sauter les cubes d'aubergine ainsi que la viande d'agneau.

Finir la cuisson avec la tomate en cubes ainsi que la sauce tomate et le thym.

Assaisonner, parsemer de persil et déguster.

Moules, lait de coco, coriandre et citron vert

Préparation
20 min
Cuisson
15 min

400 g de moules
3 citrons verts
200 ml de lait de coco
100 ml de vin blanc
1 oignon
½ bouquet de coriandre fraîche
10 g d'huile d'olive
Sel

Faire suer l'oignon ciselé dans de l'huile d'olive.

Y ajouter les moules, le jus des citrons verts, le lait de coco, la coriandre et le vin blanc, assaisonner.

Faire cuire jusqu'à ce que les moules s'ouvrent. Déguster !

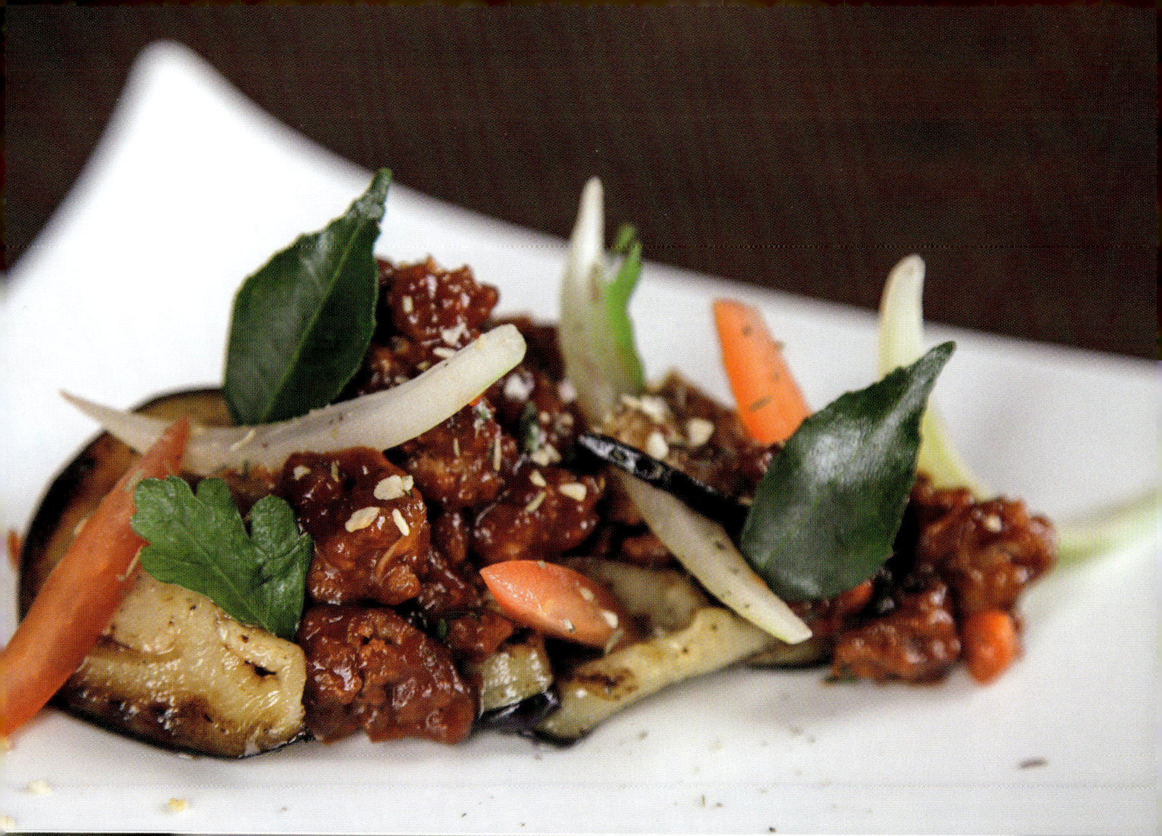

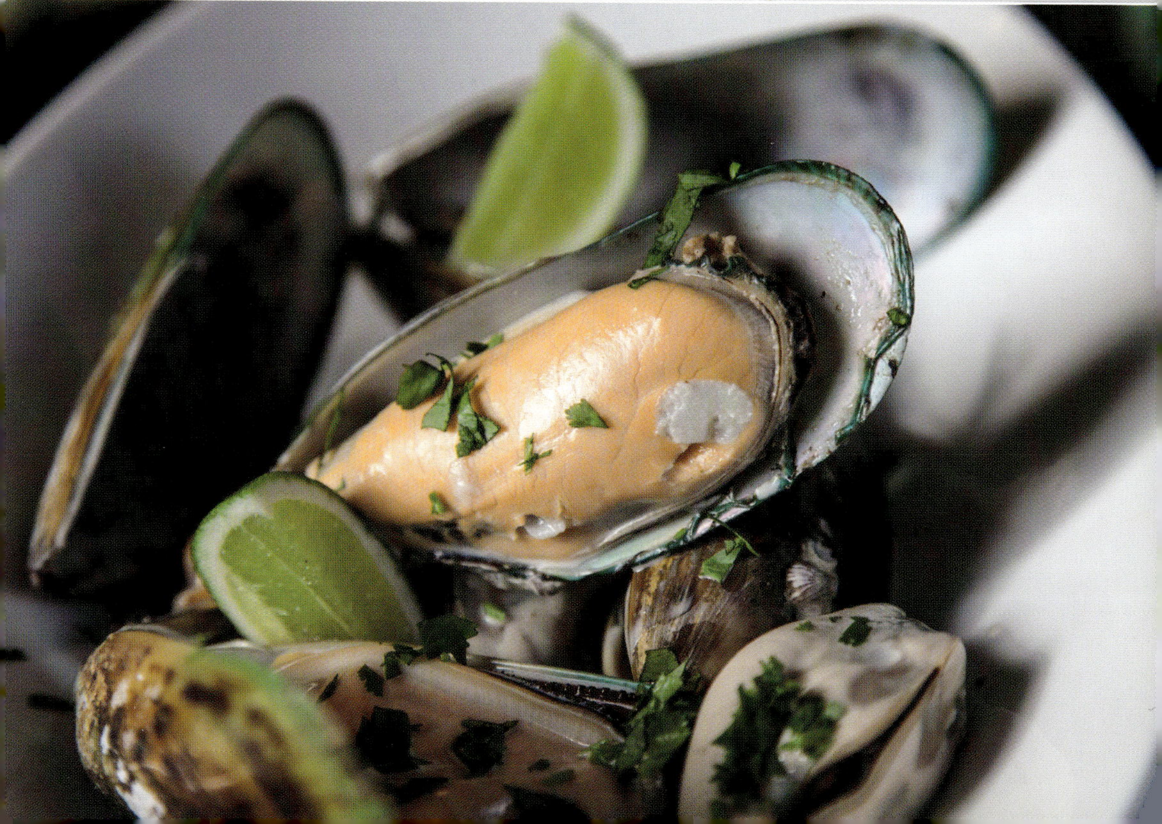

Soupe de poisson

Préparation
35 min
Cuisson
25 min

1 kg de poissons variés (rascasse, dorade, rouget, grondin, loup...)
1 oignon
2 carottes
1 bulbe de fenouil
2 tomates
1 gousse d'ail
1 bouquet garni
1 pincée de safran
20 g d'huile d'olive
Sel, poivre

Préparer la soupe : nettoyer les poissons et les couper en gros morceaux.

Laver les carottes, le fenouil, et les couper en petits dés ainsi que les oignons puis les faire revenir dans l'huile d'olive chaude.

Ajouter les poissons, les faire revenir pendant quelques minutes, réserver quelques beaux morceaux pour garnir la soupe.

Laver et couper en petits morceaux les tomates, les ajouter ainsi que l'ail, le bouquet garni, le safran. Saler et poivrer.

Mouiller à hauteur porter à ébullition et laisser cuire 25 minutes. Après avoir retiré les arêtes, passer la soupe à la moulinette ou au chinois.

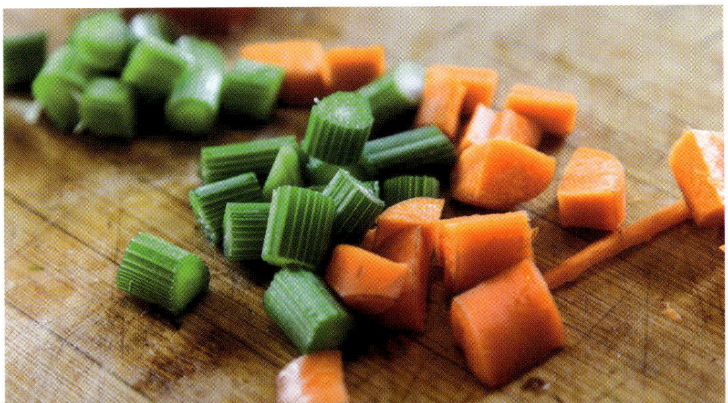

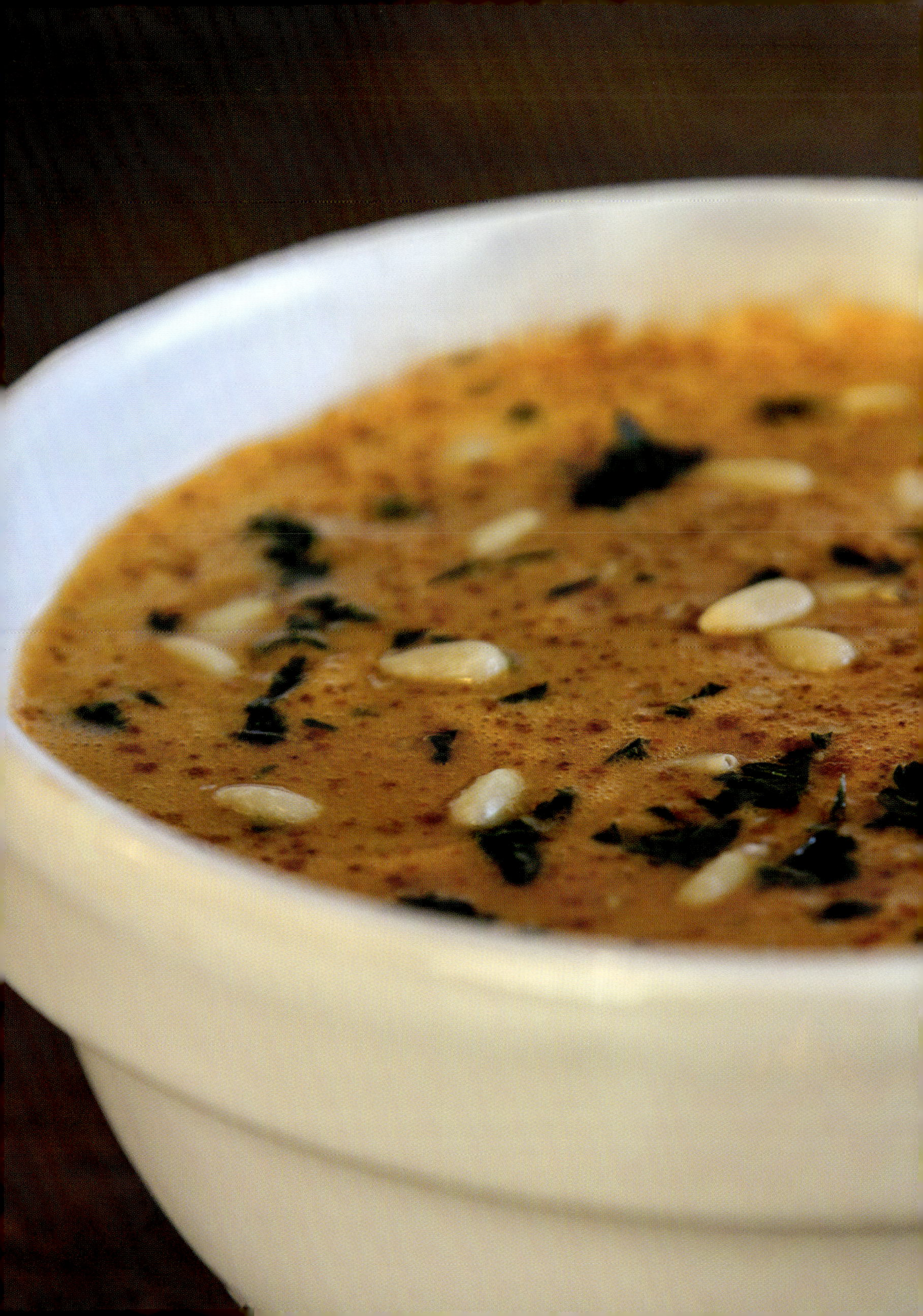

Poitrine de porc croustillante

Préparation
15 min + 12 h
Cuisson
1 h 10

500 g de poitrine de porc
20 g de tahini
1 jus d'orange + zestes
1 jus de citron + zestes
¼ de piment haché
20 g d'huile d'olive
Sel, poivre

Taillader la peau de la poitrine, saler et poivrer.
Préparer la marinade : mixer l'huile d'olive, le tahini, jus d'orange, jus de citron, le piment, et les zestes.
Laisser mariner la pièce de porc au réfrigérateur pendant 12 heures (marinade sur le côte viande de votre pièce).
La faire rôtir à 150 °C pendant 1 heure puis faire griller la peau au gril du four jusqu'à ce que la peau cloque.

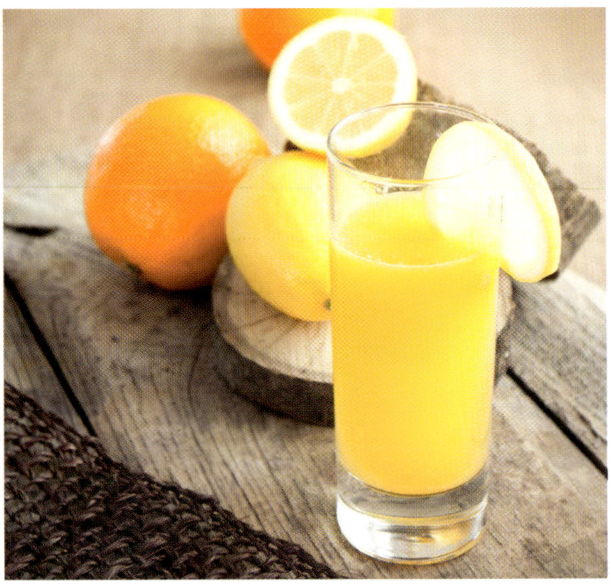

4

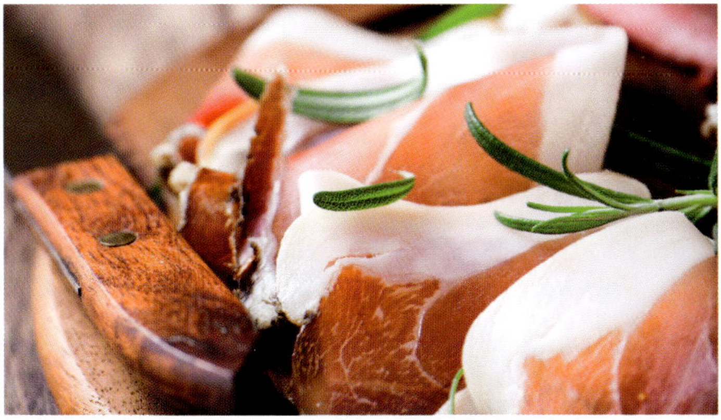

Saltimboccas

4 fines tranches de veau
4 fines tranches de jambon sec
8 feuilles de sauge

40 g de câpres
200 g de crème de coco
Cure-dents
Sel, poivre

Préparation
25 min
Cuisson
15 min

Étendre les tranches de veau sur le plan de travail.
Y déposer les feuilles de sauge, assaisonner puis couvrir avec les tranches de jambon sec.
Rouler serrer les saltimboccas et les piquer de 3 cure-dents.
Dans une poêle, faire sauter les saltimboccas, puis finir la cuisson au four 5 minutes à 165 °C.
Dans cette même poêle, faire réduire la crème de coco avec les câpres.
Napper les saltimboccas avec cette sauce et servir aussitôt.

Chevreuil aux noix et champignons

Préparation
45 min
Cuisson
25 min

250 g de filet de chevreuil
100 g de pleurotes
25 g de noix/pignons de pin
Persil haché
½ oignon
1 gousse d'ail

300 g d'échalotes
200 ml de porto
Cannelle
300 ml de vin rouge
100 g de miel
Huile d'olive
Sel, poivre

Faire confire lentement et à feu doux les échalotes et l'ail dans le mélange de vin, porto, miel, assaisonnement et cannelle durant 1 heure.

Placer la pièce de viande dans cette marinade une fois le mélange refroidi.

Faire sauter vivement les pleurotes à l'huile d'olive avec l'oignon ciselé, les noix et pignons de pin, assaisonner.

Faire rôtir la pièce de viande à 200 °C pendant 8 minutes.

Réchauffer l'ail et les échalotes et utiliser ce jus de vin pour arroser la pièce de viande en fin de cuisson et obtenir une sauce.

Servir à l'assiette en disposant autour de la pièce de viande le mélange de champignons, les échalotes, l'ail, le persil, et napper de sauce juste avant de servir.

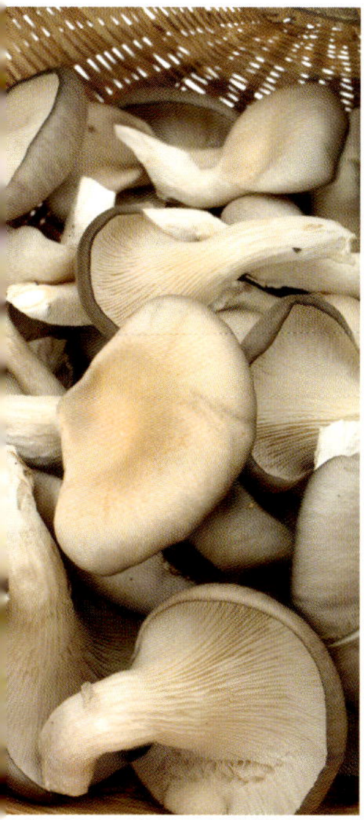

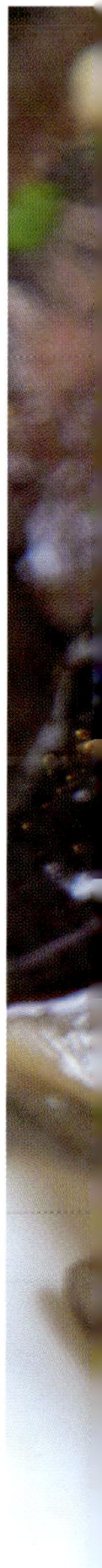

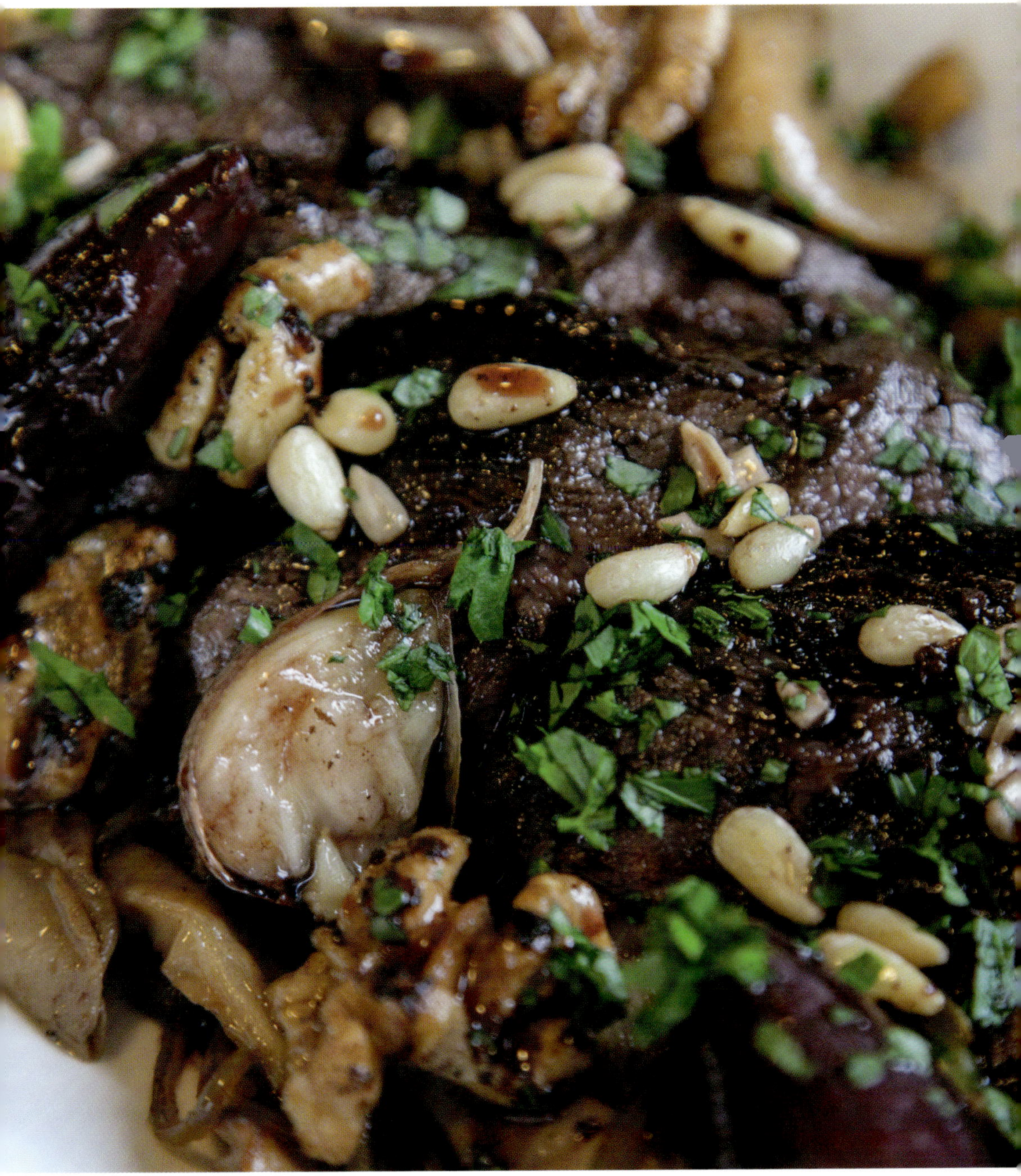

Omelette paléo

Préparation
15 min
Cuisson
10 min

30 g de tomates confites
40 g de jambon blanc
100 g de champignons de Paris
5 brins de persil
6 œufs
30 g de graines de tournesol
1 oignon, sel, poivre
10 g d'huile d'olive

Hacher les tomates, le jambon, le persil et l'oignon. Tailler les champignons en 4. Faire suer les oignons, faire sauter les champignons à l'huile, y ajouter les tomates, le jambon blanc, les graines de tournesol et le persil. Casser les œufs et les battre dans un bol. Assaisonner et les faire cuire directement dans la garniture chaude. Rouler l'omelette, et déguster.

Côtes d'agneau

Préparation
20 min
Cuisson
1 h 15

1 côte d'agneau
30 g d'ail
4 tomates
1 branche de romarin
25 g d'olives vertes et noires
15 g d'huile d'olive
Sel, poivre

Faire confire l'ail dans de l'huile d'olive à feu doux pendant 1 heure minimum. Faire rôtir les tomates coupées en deux à 180 °C avec de l'ail, du romarin, de l'huile d'olive, du sel et du poivre. Faire rôtir également la côte d'agneau à 220 °C pendant 8 minutes.
Dresser à l'assiette avec les olives et les tomates.

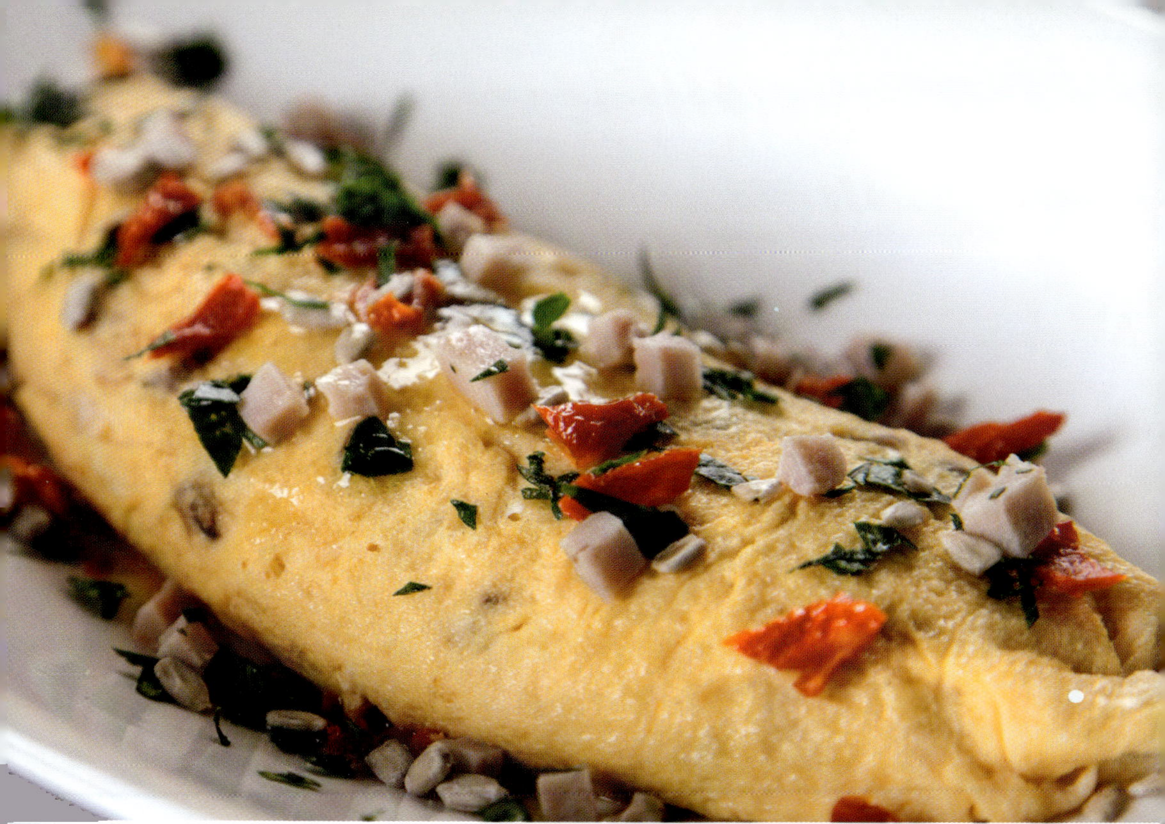

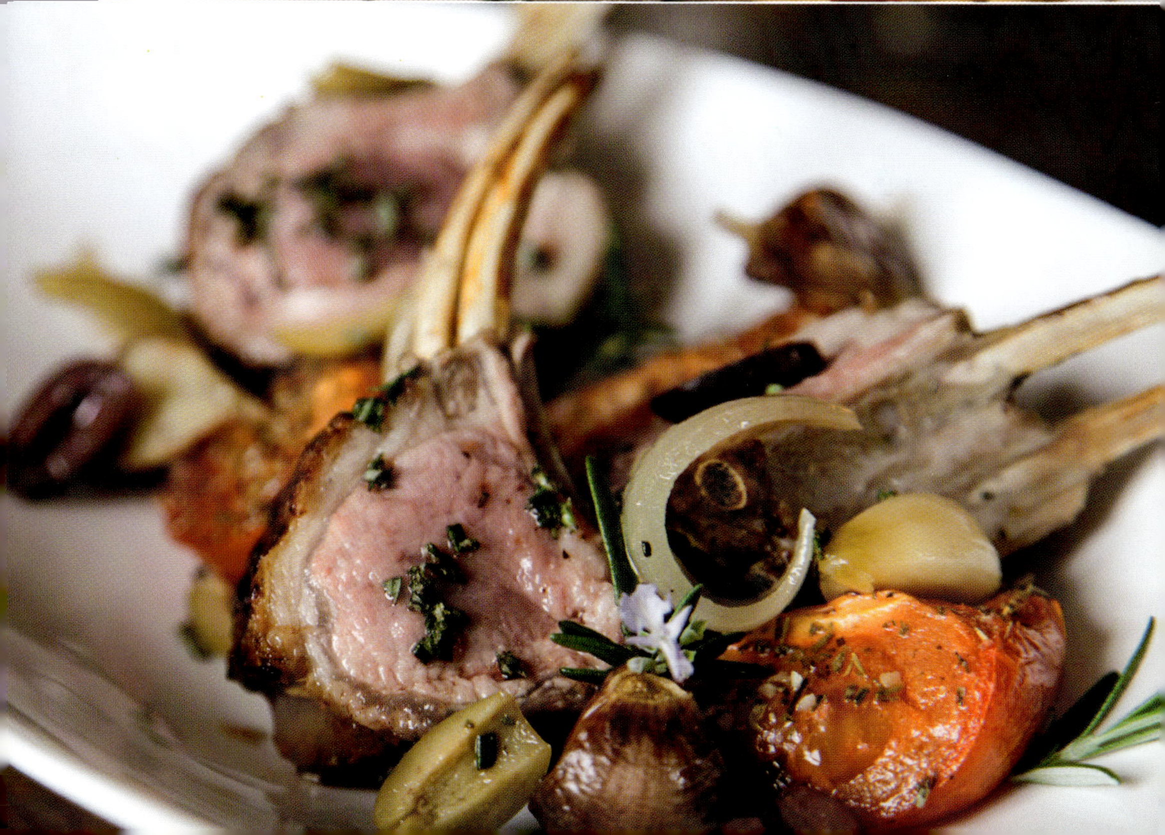

Papillote de saumon et julienne de légumes au citron

Préparation
15 min
Cuisson
6 min

300 g de filet de saumon
1 poireau
1 carotte
1 navet

1 citron
20 g d'huile d'olive
2 pincées de thym et de laurier
Sel, poivre

Tailler les légumes en fine julienne, les faire légèrement revenir à l'huile d'olive.

Les disposer sur du papier aluminium avec le filet de saumon et quelques fines tranches de citron, du thym, du laurier. Saler et poivrer.

Fermer la papillote et la disposer au four à 180 °C pendant 6 minutes.

Déguster avec un filet de jus de citron.

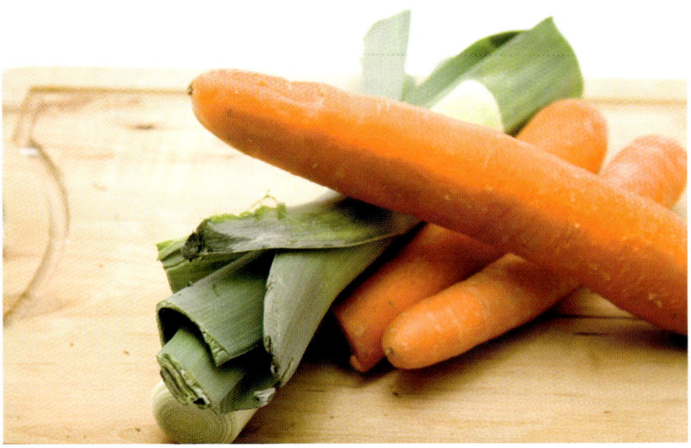

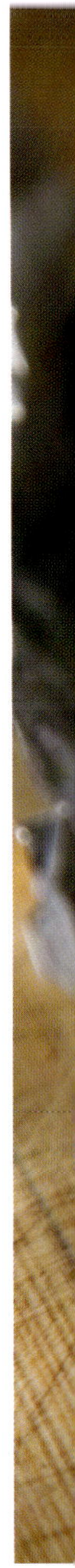

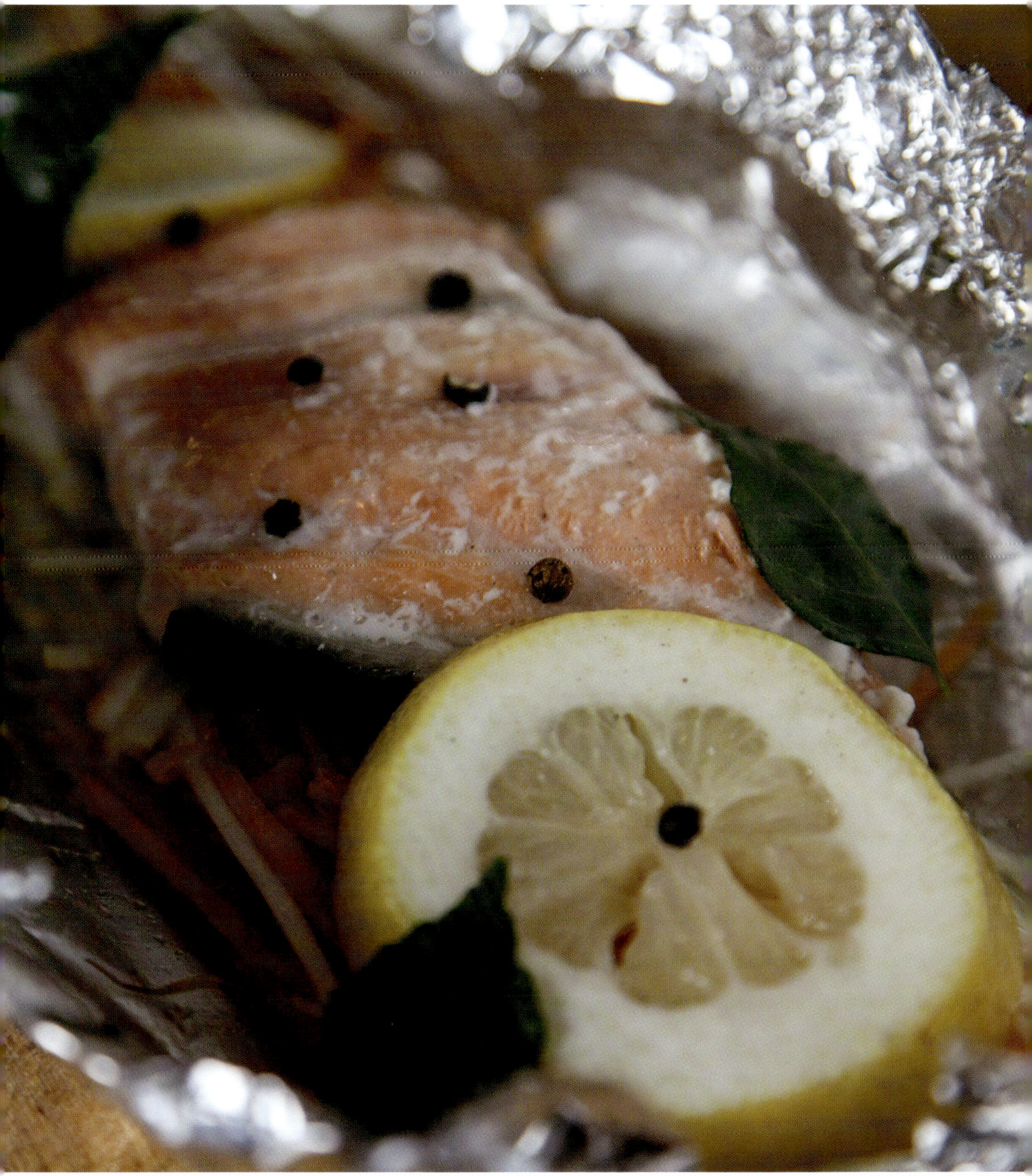

Fondue chinoise paléo

Préparation
30 min
Cuisson
30 min

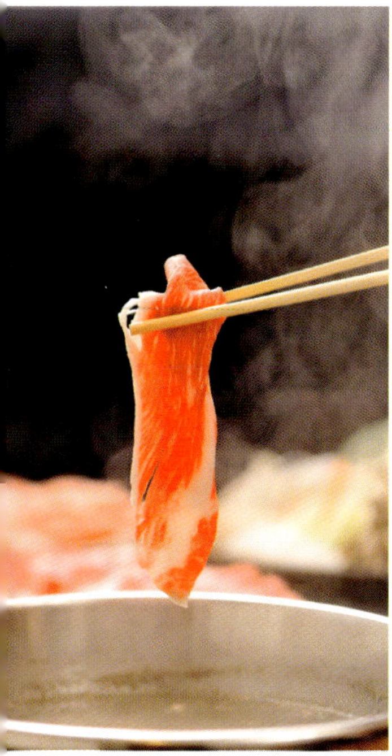

Bouillon
2 l de fond de poulet
½ c. à café de piment de Cayenne (en fonction du goût de chacun)
½ c. à café de mélange 5 épices
¼ c. à café de coriandre en poudre ou fraîche
1 tranche de gingembre
1 gousse d'ail

Garniture
200 g de noix de Saint-Jacques
200 g de gambas décortiquées
200 g de fines tranches de poulet
200 g de fines tranches de bœuf
200 g de chou chinois/salade iceberg
200 g de champignons
6 œufs

Sauce 1
Jus de citron
1 tomate pelée
15 g de miel
5 g de moutarde

Sauce 2
1 cuillerée de ciboulette ciselée
2 gousses d'ail
35 g de cacahuètes grillées
50 g de crème de coco

Pour le bouillon, porter à ébullition l'ensemble des ingrédients du bouillon dans un caquelon.
Pour les sauces, mixer les ingrédients.
Mettre les sauces sur la table, puis faire cuire dans le caquelon les ingrédients. L'utilisation des baguettes est recommandée, bon entraînement !

Aile de raie panée à la noix de coco

400 g d'aile de raie sans peau
1 œuf
100 g de noix de coco râpée
100 g de farine de noix de coco
20 g d'huile de coco
Sel, poivre

Sauce
150 g de crème de noix de coco
35 g de câpres
50 g de lardons fumés

Préparation
20 min
Cuisson
25 min

Fariner l'aile de raie dans la farine de noix de coco, puis dans l'œuf battu, et pour finir dans la noix de coco râpée. Répéter l'opération avec l'œuf et la noix de coco râpée pour obtenir une croûte plus épaisse. Faire dorer l'aile de raie dans une sauteuse à l'huile de coco, puis finir la cuisson au four à 165 °C pendant 15 minutes. Préparer la sauce : ébouillanter les câpres et les lardons dans la crème de coco, laisser infuser 5 minutes, puis assaisonner. Servir le poisson nappé de sauce et déguster aussitôt.

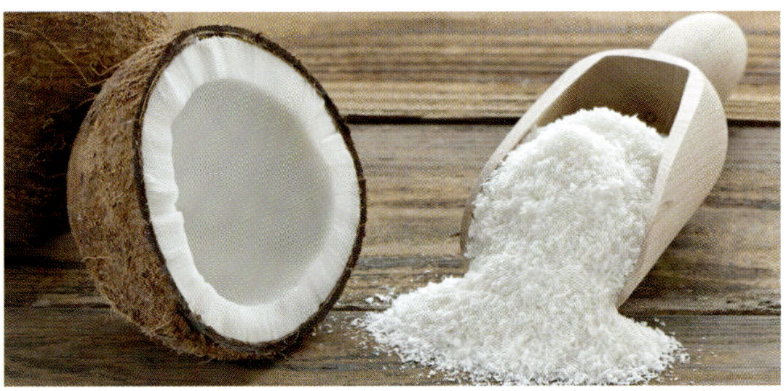

Pilons de poulet

Préparation
10 min
Cuisson
25 min

6 pilons de poulet
50 g de concentré de tomate
2 gousses d'ail
40 g de miel
8 g d'herbes de Provence
Sel, poivre

Faire caraméliser le miel à feu doux, puis y ajouter le concentré de tomate, l'ail écrasé et les herbes de Provence. Saler et poivrer les pilons de poulet puis les plonger dans la marinade.
Les faire rôtir vigoureusement au four à 180 °C pendant 15 minutes puis servir immédiatement.

Maquereaux et condiments

Préparation
15 min
Cuisson
10 min

2 maquereaux
1 tomate
20 g d'oignons
10 olives vertes
30 g de carottes
6 têtes d'asperges
20 g d'amandes
1 bol de mesclun

Couper finement les oignons et les faire suer dans de l'huile d'olive. Pendant ce temps, couper en brunoise les carottes, les olives, la tomate et les amandes. Faire cuire cette composition avec les oignons et les asperges dans la même poêle. Réserver.
Dans une autre poêle, placer le poisson du côté peau, laisser sur le feu 5 minutes puis couvrir pour finir de cuire le reste de la chair. Servir bien chaud.

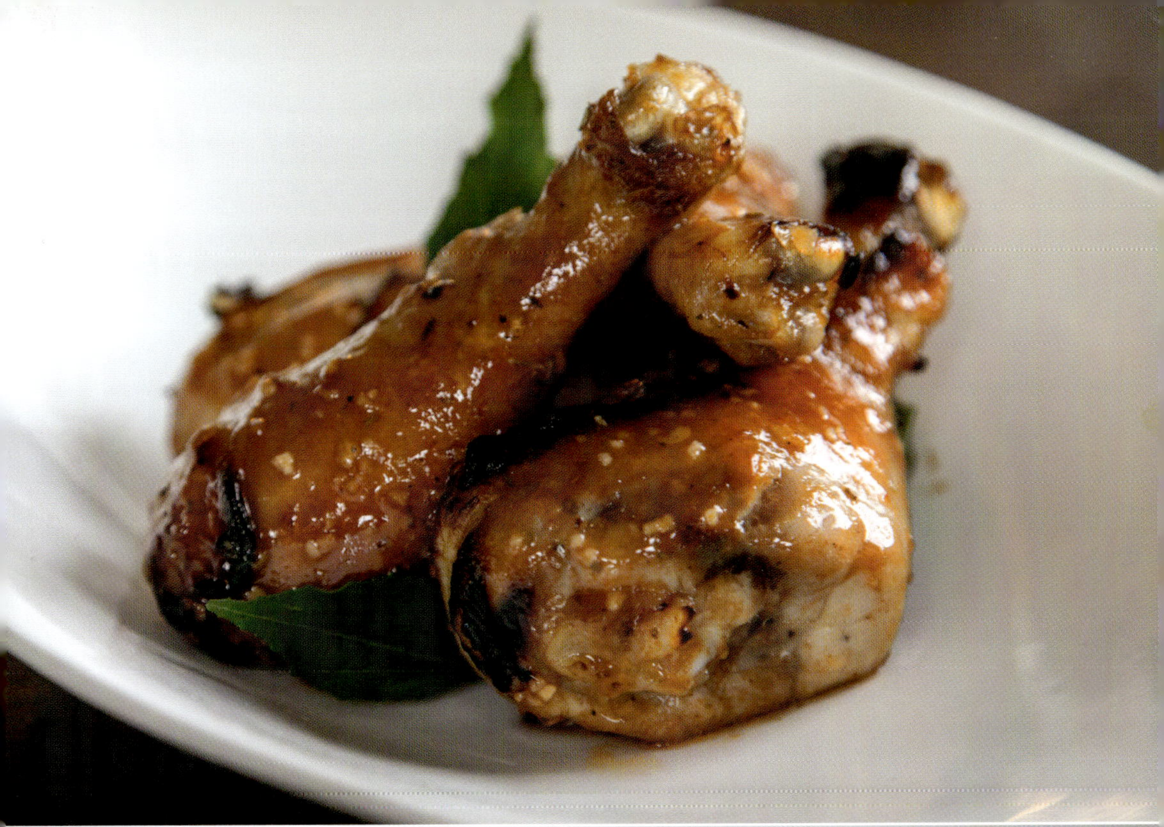

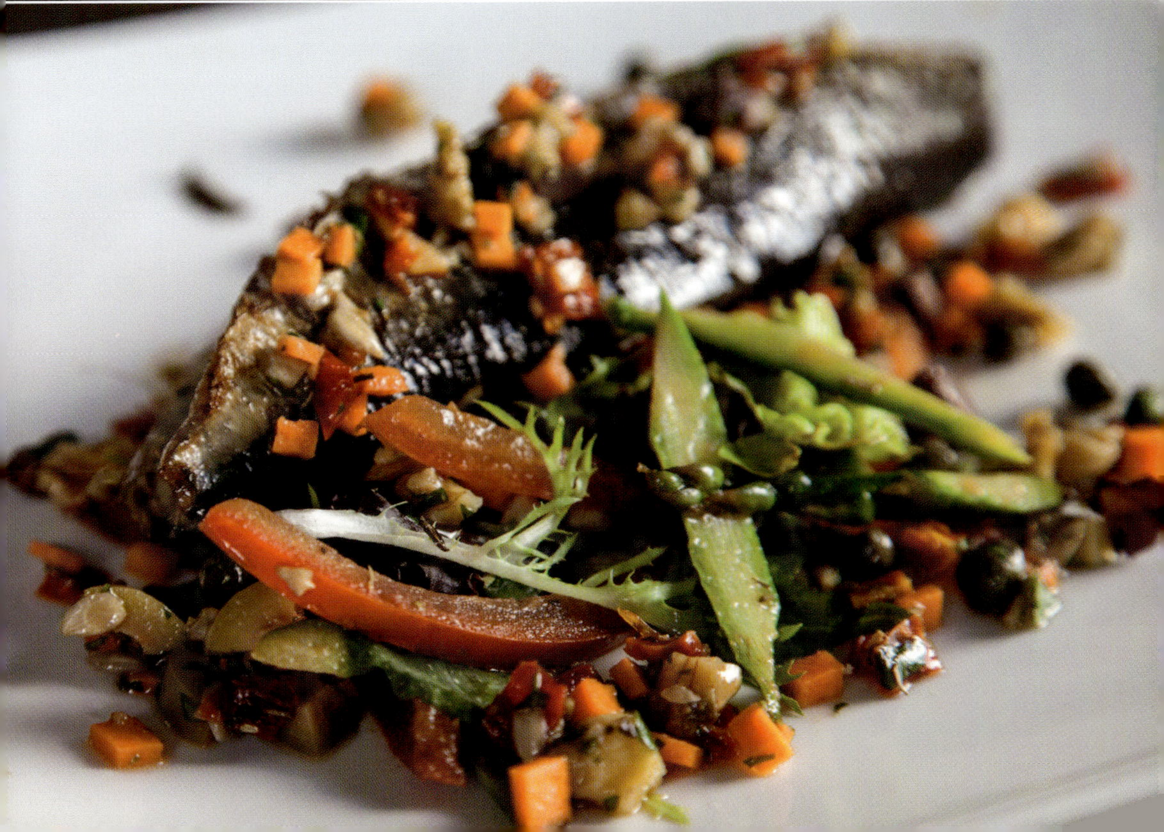

Saumon & œuf mollet à la provençale

Préparation
25 min
Cuisson
20 min

300 g de filet de saumon
2 œufs
1 courgette
8 g de câpres
1 aubergine
30 g de tomates séchées
8 feuilles de basilic frais
1 citron
15 g d'huile d'olive

Couper les légumes, tomates séchées, courgettes, aubergines, et les faire revenir lentement dans l'huile d'olive, puis y ajouter les câpres.

Faire cuire les œufs 5 à 6 minutes à l'eau bouillante, puis les écaler.

Faire sauter les filets de saumon dans l'huile.

Composer l'assiette avec les légumes, le saumon, l'œuf mollet, un peu de basilic frais et un filet de jus de citron.

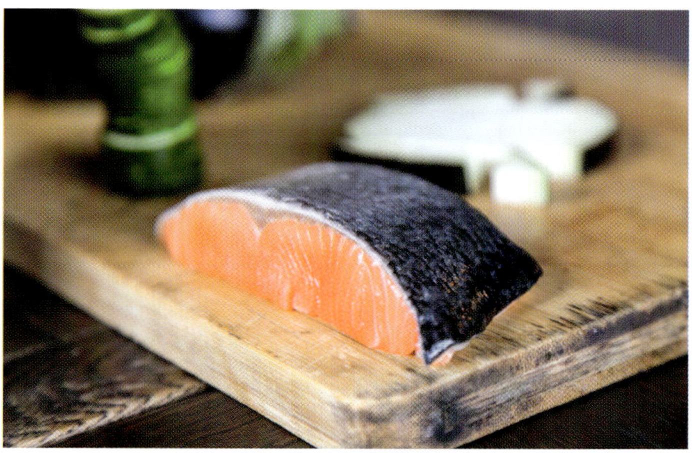

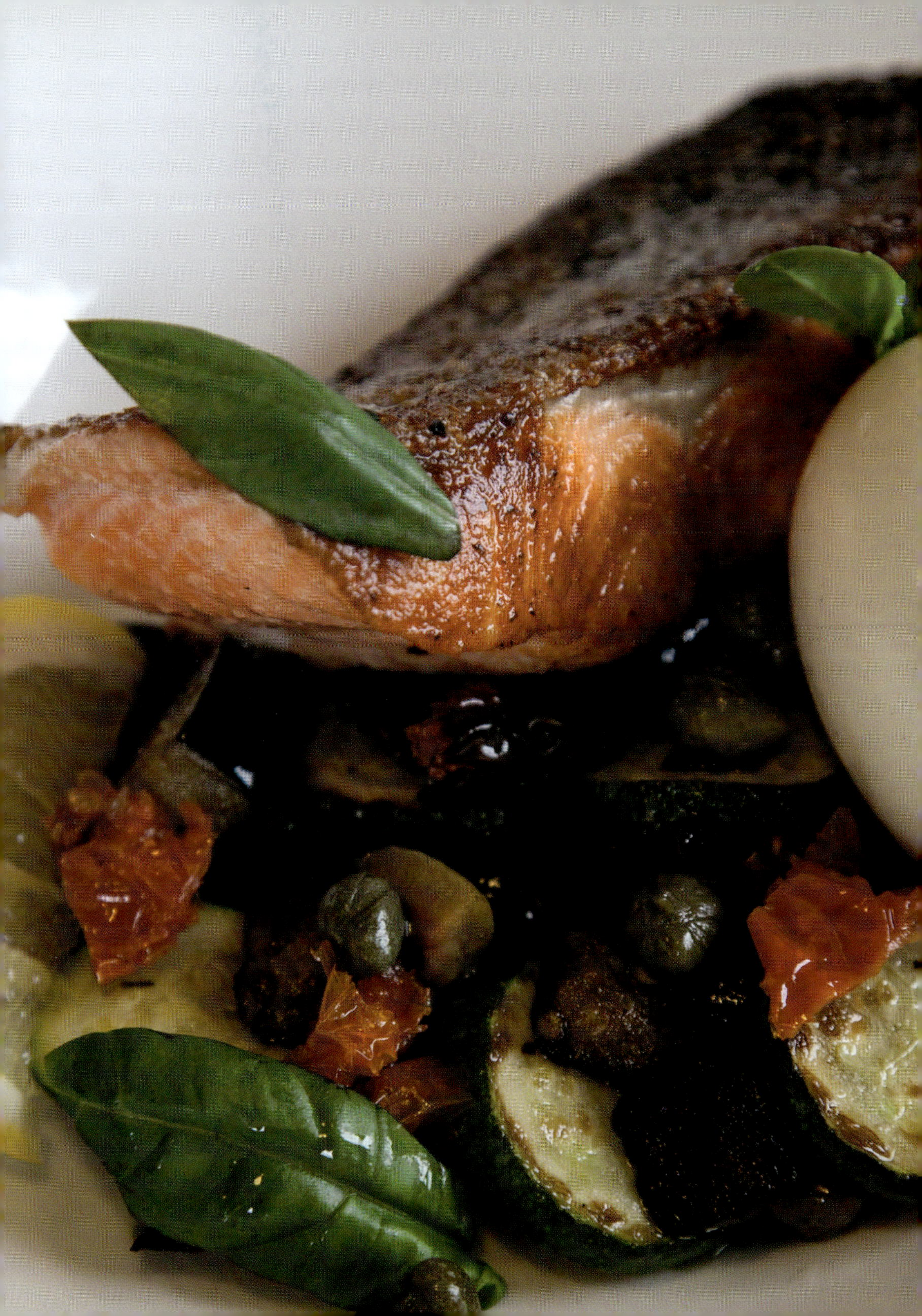

Patates douces rôties, oignons rouges et bacon

Préparation
15 min
Cuisson
20 min

400 g de patates douces en cubes
8 tranches de bacon
1 oignon rouge en tranches
¼ de botte de ciboulette
3 gousses d'ail écrasé
Noix de muscade en poudre
40 g d'huile de noix

Dans un plat allant au four, mélanger l'ensemble des ingrédients, en répartissant bien les épices et l'huile. Faire rôtir vivement au four à 195 °C pendant 15/20 minutes selon la taille des patates douces.
Servir bien chaud.

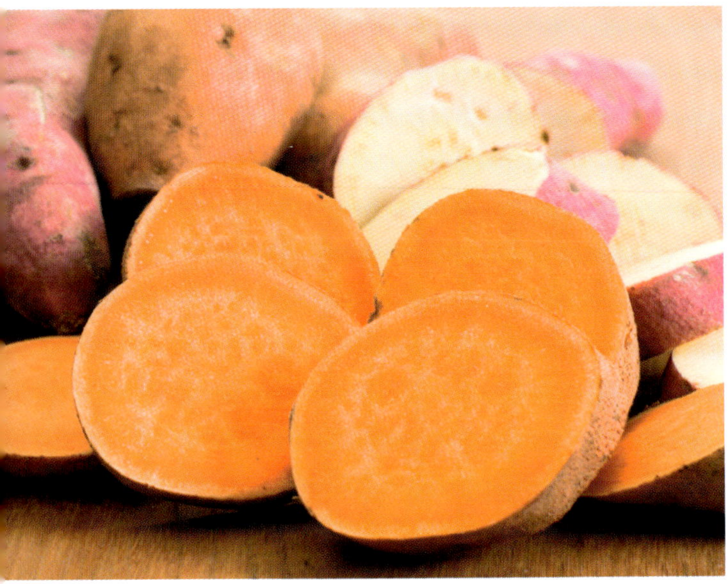

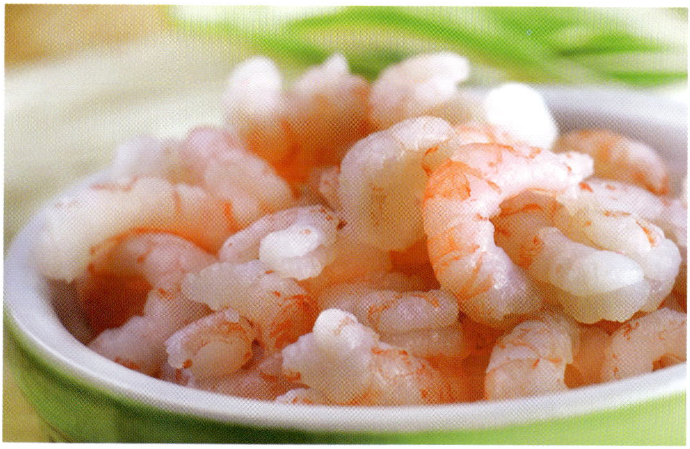

Crevettes et carottes glacées à l'orange

400 g de crevettes décortiquées
150 g de jus d'orange
400 g de carottes en lamelles
25 g de miel
10 g de gingembre haché
50 g de crème de noix de coco
20 feuilles de coriandre
Sel, poivre

Préparation
20 min
Cuisson
10 min

Dans une casserole, faire cuire le jus d'orange avec le miel et le gingembre pendant 5 minutes.
Y ajouter les carottes et faire cuire pendant 2 minutes, puis finir la cuisson en y ajoutant les crevettes.
Le jus doit être complètement évaporé et l'ensemble du plat brillant.
Servir chaud avec un trait de crème de coco et la coriandre fraîche ciselée.

Filet de bœuf purée de panais et amandes

Préparation
35 min
Cuisson
25 min

400 g de filet de bœuf
250 g de panais
100 g de lait d'amande
30 g d'amandes
1 oignon
Sel

Éplucher et faire cuire les panais dans le lait d'amande, saler. Une fois la purée cuite, réserver un peu de jus puis mixer. Faire griller les filets de bœuf ainsi que les amandes et les oignons, finir la cuisson au four à 180 °C de 5 à 10 minutes en fonction de l'épaisseur de votre pièce de viande, et de vos préférences. Utiliser un peu de lait d'amande pour récupérer les saveurs de cuisson. Déguster.

Jarret de porc, poire et miel

Préparation
25 min
Cuisson
50 min

1 jarret de porc
80 g de miel
150 g de haricots verts frais
1 oignon
2 poires
20 g de noix
Sel

Équeuter les haricots verts et les faire blanchir 2 minutes dans un grand volume d'eau bouillante salée. Couper les poires et l'oignon, faire caraméliser le miel dans une poêle et faire revenir les oignons, les noix et les poires dans ce mélange. Faire rôtir le porc à 180 °C pendant 45 minutes. Dresser sur un plat les haricots en répartissant la sauce sur le porc coupé.

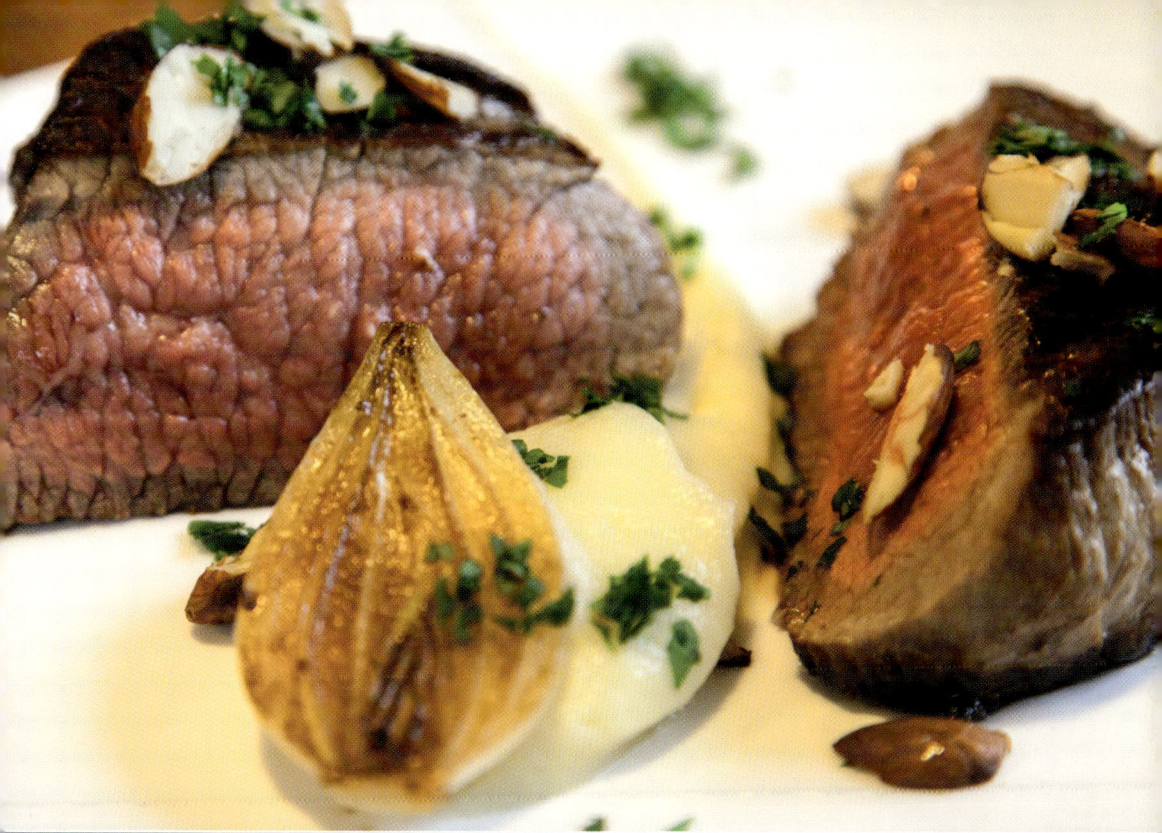
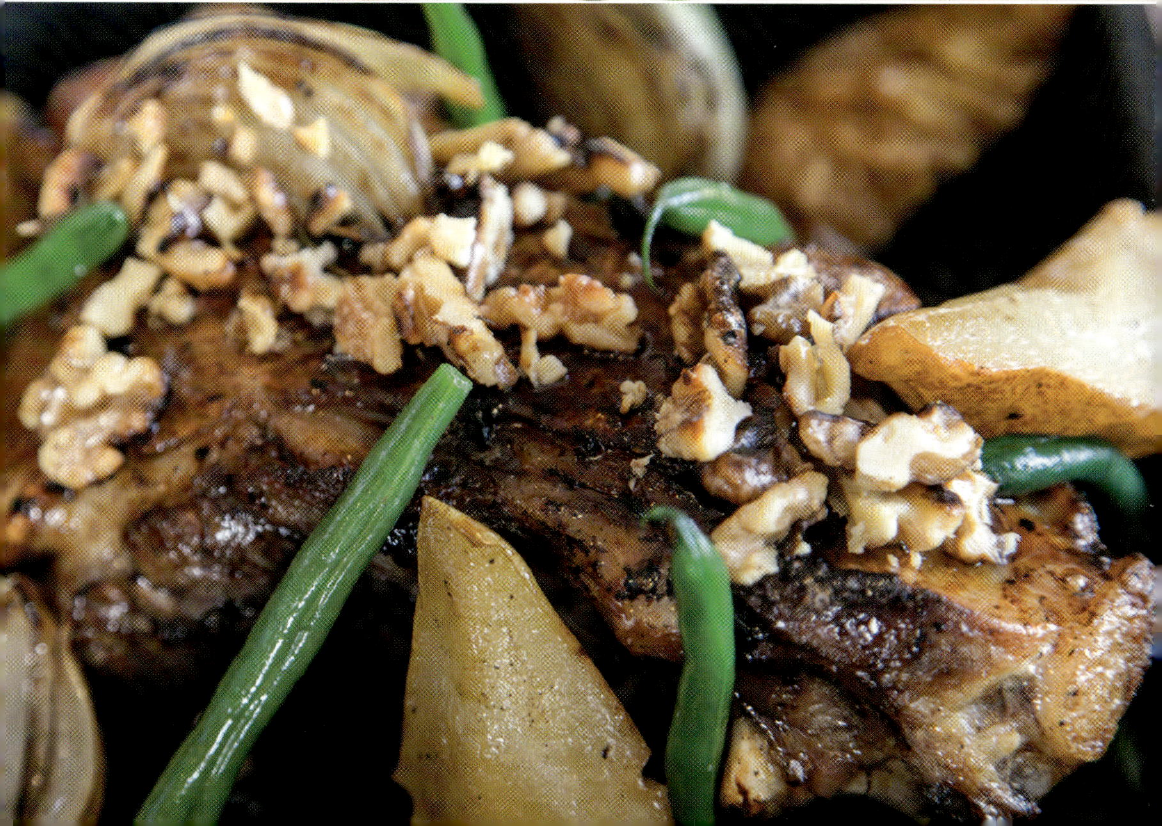

Daube de bœuf

Préparation
20 min
Cuisson
3 h

400 g de joue de bœuf
1 orange
100 g de jus d'orange
1 oignon
1 carotte
200 ml de vin rouge
1 gousse d'ail
30 g d'huile d'olive
1 bouquet de thym
2 feuilles de laurier
Sel, poivre

À noter
Il est très agréable de déguster ce plat avec quelques suprêmes d'orange frais.

Faire mariner 48 heures à l'avance la joue de bœuf taillée en cubes dans un mélange de vin rouge, jus d'orange, thym, laurier, carotte, orange, ail et oignon, assaisonner.
Le jour même, faire colorer dans de l'huile d'olive les cubes de viande dans un faitout allant au four.
Ajouter les garnitures et la marinade.
Faire cuire au four à 130 °C pendant 3 heures.

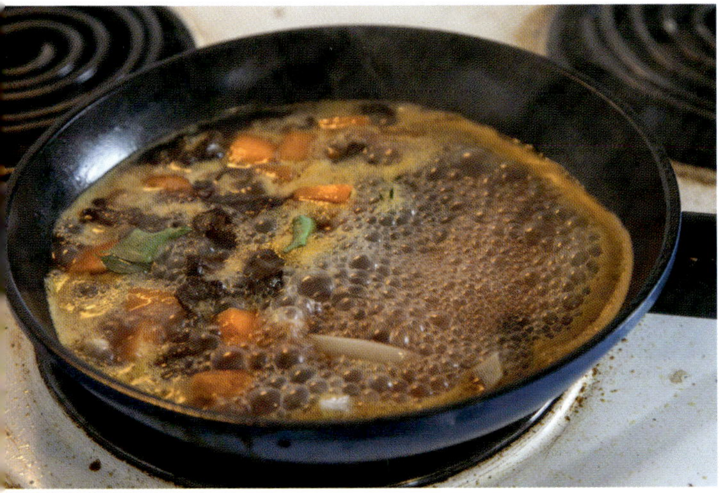

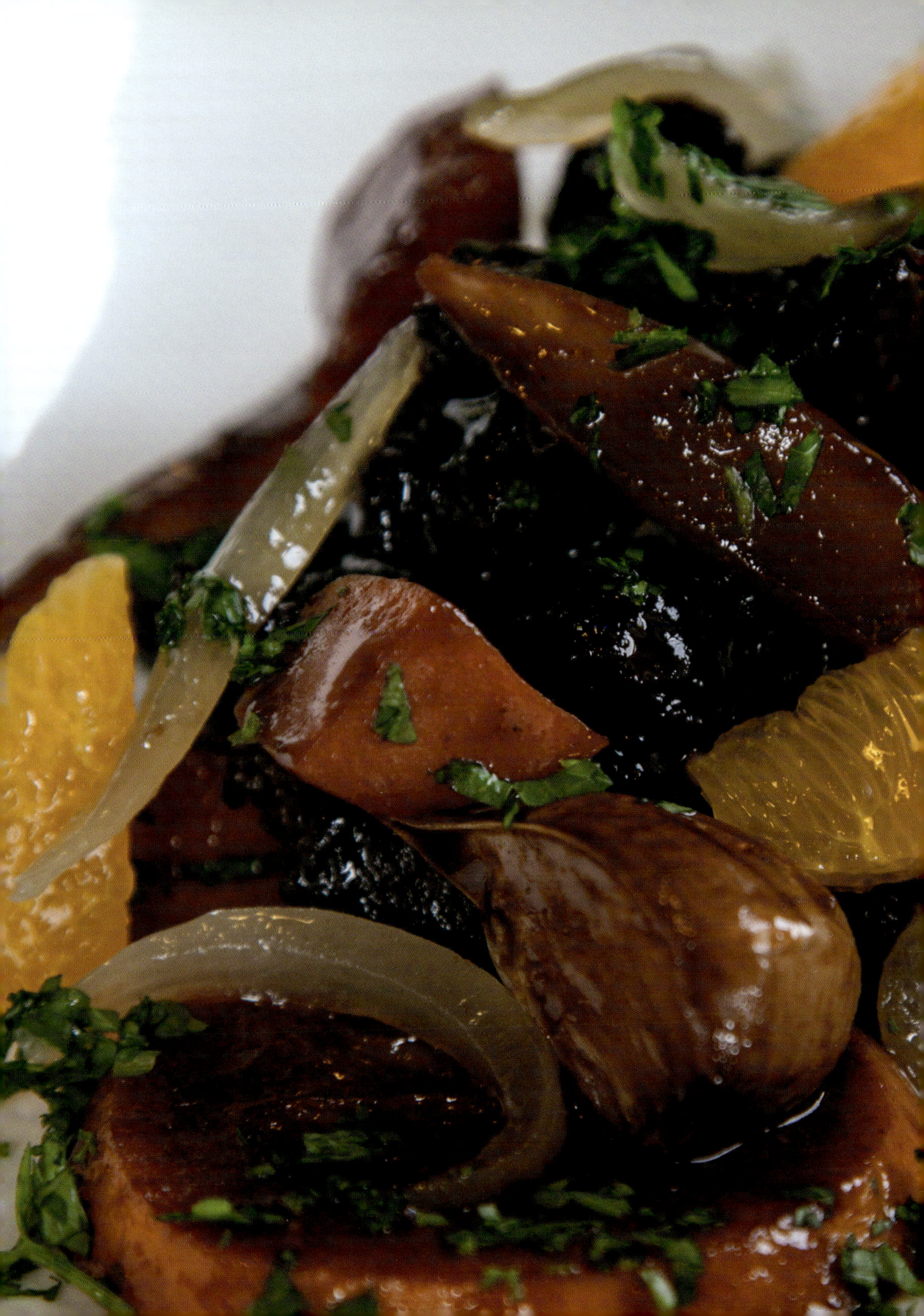

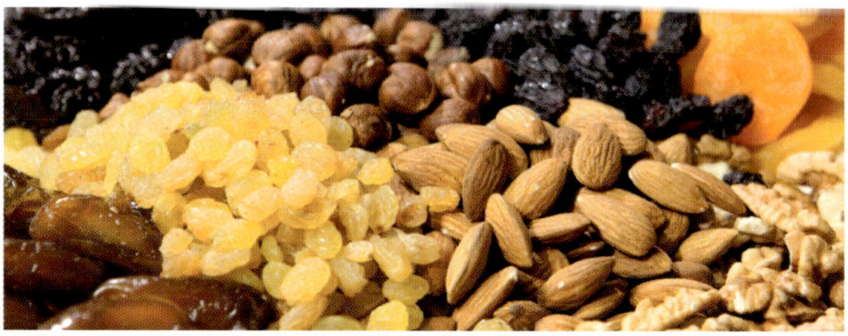

Langue d'agneau aux fruits secs

Préparation
25 min
Cuisson
45 min

4 langues d'agneau
200 g de fruits secs : pistaches, amandes, noix, dattes, abricots secs et raison secs
15 g d'huile de noix
100 g de jus d'agneau (frais ou déshydraté)
50 g de porto
30 g de concentré de tomate
Sel

Faire tremper les langues dans une eau salée pendant 2 heures.
Les faire cuire dans une nouvelle eau (départ à froid puis arrêter la cuisson à l'ébullition).
Une fois les langues cuites et refroidies, ôter leur peau à l'aide d'un économe, puis couper en deux les langues.
Dans une casserole, faire colorer les langues à l'huile de noix, puis déglacer au porto, ajouter le concentré de tomate, les fruits secs et mouiller au jus d'agneau.
Laisser réduire et arrêter la cuisson quand la sauce devient épaisse.
Servir alors aussitôt.

4

Cuisses de poulet, olives et pruneaux

4 cuisses de poulet désossées
20 olives vertes
20 olives noires
8 pruneaux taillés en cubes
8 feuilles d'origan
20 g de câpres
20 g de miel
2 gousses d'ail
100 g de fond de poulet
20 g d'huile d'olive
Sel, poivre

Préparation
25 min
Cuisson
3 h

Faire colorer les cuisses de poulet préalablement assaisonnées dans l'huile d'olive dans une cocotte allant au four.

Y ajouter tous les ingrédients et mélanger légèrement.

Faire confire au four à couvert à 120 °C pendant 3 heures.

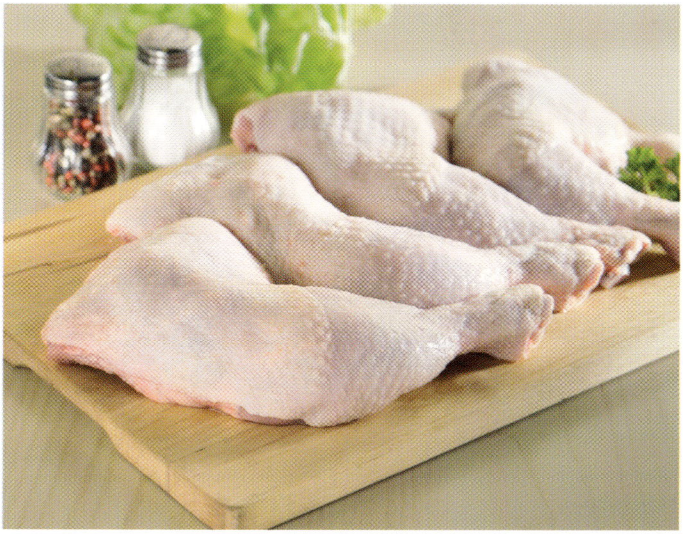

Escalope de poulet à la napolitaine en poudre d'amande

Préparation
20 min
Cuisson
20 min

2 filets de poulet
50 g de poudre d'amande
1 œuf
½ aubergine
1 tomate
½ courgette
1 poivron
20 g d'amandes
20 g d'huile d'olive
Sel, poivre

Faire tremper les escalopes de poulet dans un œuf battu, puis dans la poudre d'amande, assaisonner.
Les faire rôtir à 200 °C pendant 10 minutes.
Couper les légumes en dés et les faire revenir vivement dans l'huile d'olive à la sauteuse.
Dresser le tout sur une assiette en répartissant quelques amandes sur le dessus.

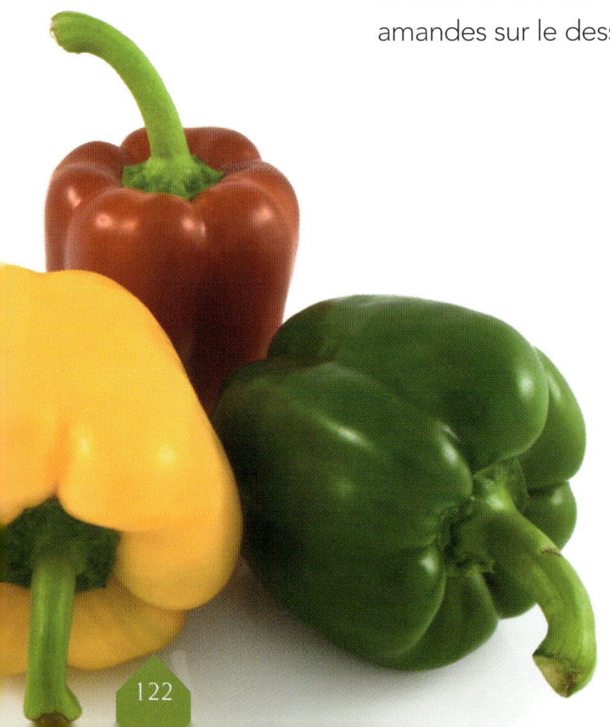

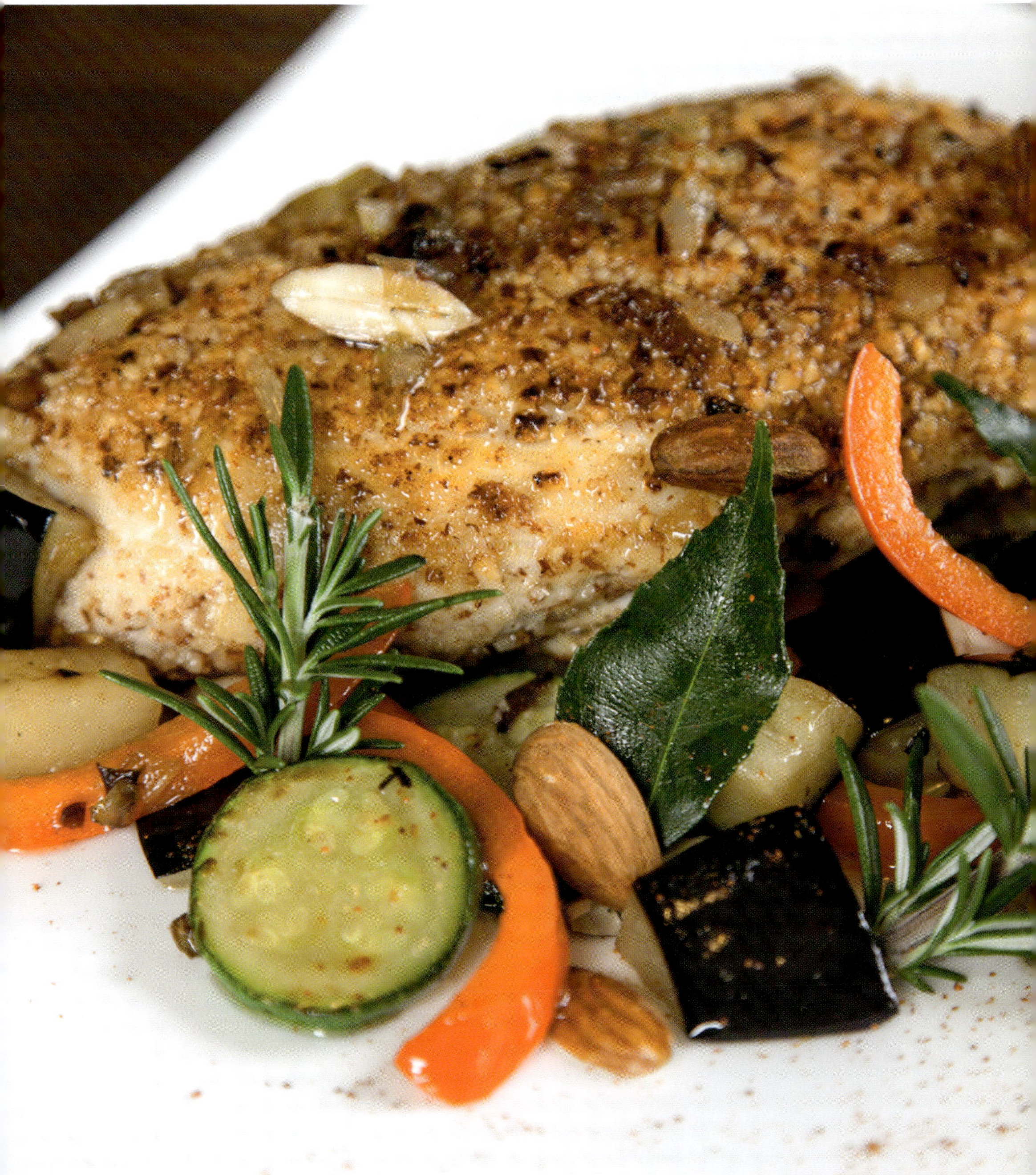

Cabillaud à la tapenade

Préparation
15 min + 2 h
Cuisson
10 min

400 g de filet de cabillaud
50 g d'olives noires
10 g d'anchois
1 branche de romarin
1 gousse d'ail
20 g de pignons de pin
15 g d'huile d'olive

Dans un mixeur ou au couteau, couper les olives, les anchois, le romarin et la gousse d'ail pelée et dégermée. Émulsionner ce mélange à l'huile d'olive.

Faire mariner le filet de cabillaud dans ce mélange pendant 2 heures.

Le saisir vivement dans une poêle antiadhésive, puis finir la cuisson avec le reste de la tapenade, saupoudrer le dessus avec les pignons de pin et déguster.

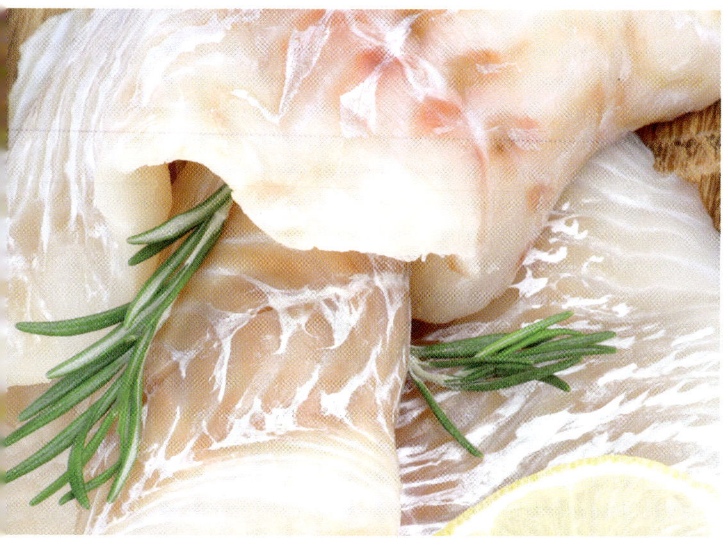

4

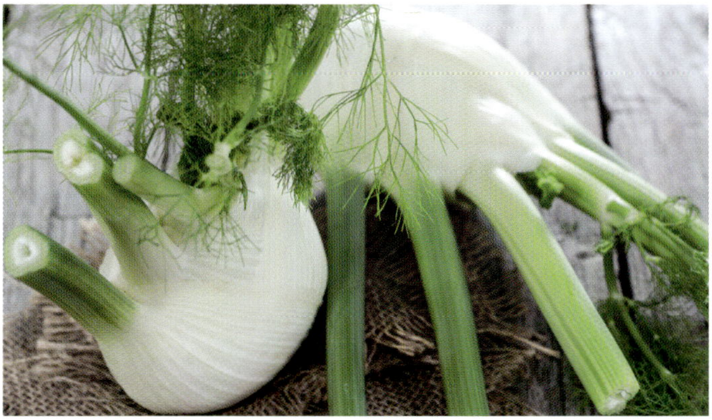

Poulet citron et fenouil

1 poulet
3 citrons
4 bulbes de fenouil
2 feuilles de laurier
1 bouquet de thym
50 d'amandes concassées
250 g de crème de coco
Sel, poivre

Préparation
25 min
Cuisson
50 min

Prélever les zestes des citrons, puis les presser.
Farcir la volaille des citrons, thym, laurier puis assaisonner.
Faire rôtir la volaille au four à 180 °C pendant 45 minutes en l'arrosant de son jus de temps à autre.
Mélanger par ailleurs le jus de citron et crème de coco.
À la fin de la cuisson du poulet, napper le poulet de la sauce à l'aide d'un pinceau et d'une cuillère, napper toutes les 5 minutes le poulet.
Faire blanchir 4 minutes les bulbes de fenouil, puis les disposer dans le plat du poulet, finir en saupoudrant les amandes sur la peau croustillante du poulet.

Ribs de porc

Préparation
25 min
Cuisson
15 min

500 g de ribs
30 g de moutarde
10 g d'huile d'olive
20 g de miel
10 g de jus de citron
Zestes de 2 citrons
8 g de Worcestershire sauce
1 g de piment doux
Sel, poivre

À noter
Le barbecue vous accompagnera avec grand plaisir pour cette recette des jours d'été !

Faire cuire le miel en caramel, verser le jus de citron chaud sur ce dernier, puis la Worcestershire sauce (sauce maison si possible) suivi de l'huile d'olive.
Refroidir le mélange et incorporer le piment doux, les zestes de citron puis la moutarde, saler, poivrer.
Imprégner les ribs de cette préparation et les faire rôtir vivement au four 190 °C pour 15 minutes.

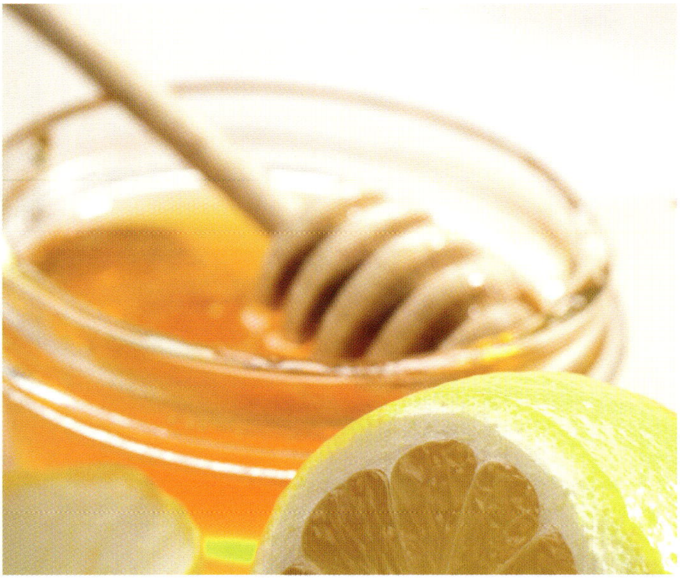

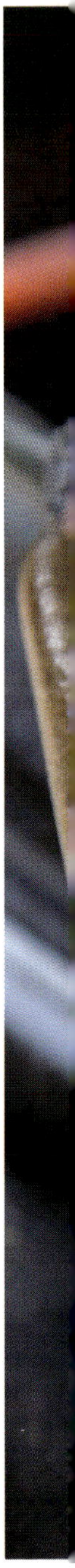

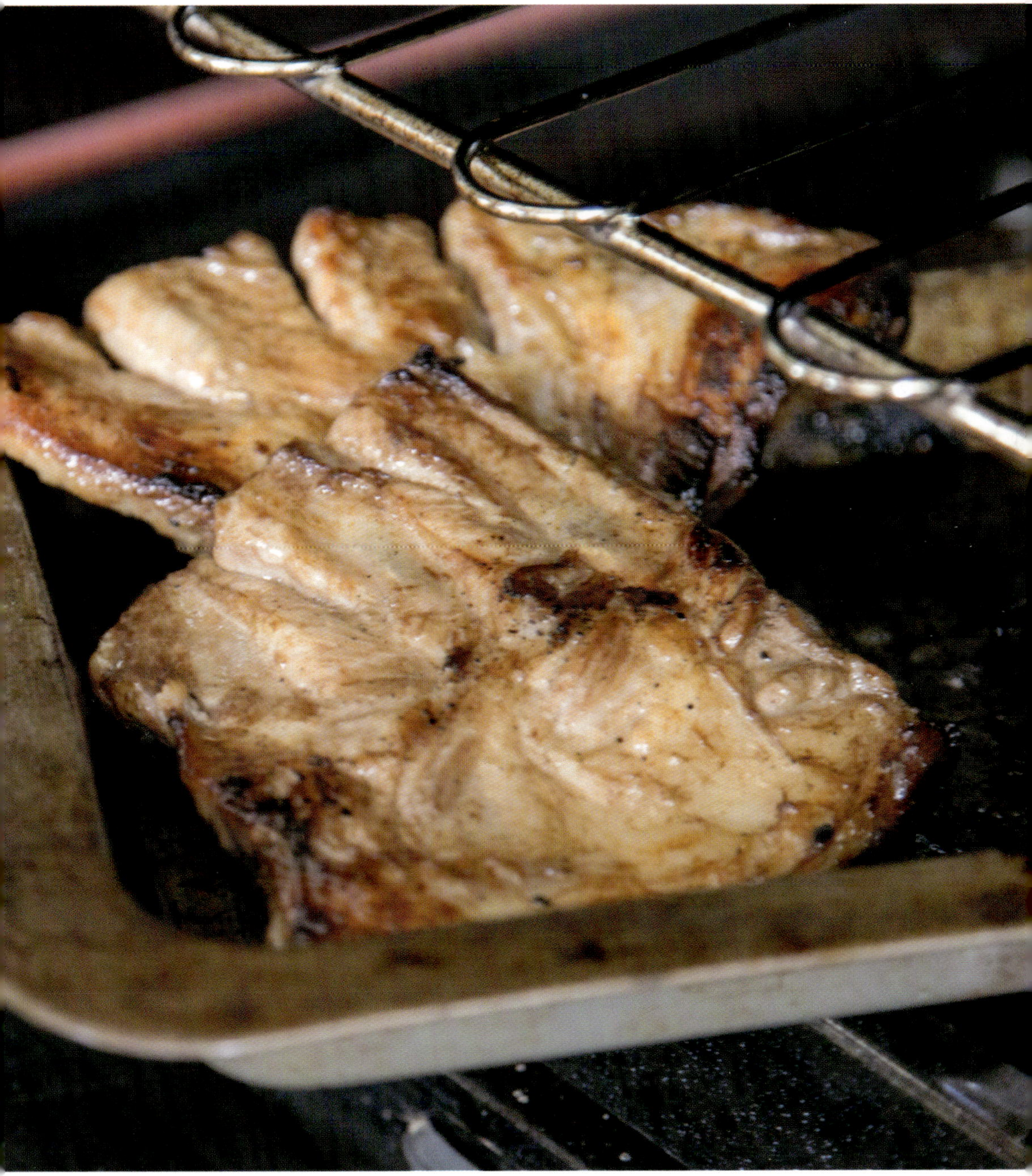

Les desserts

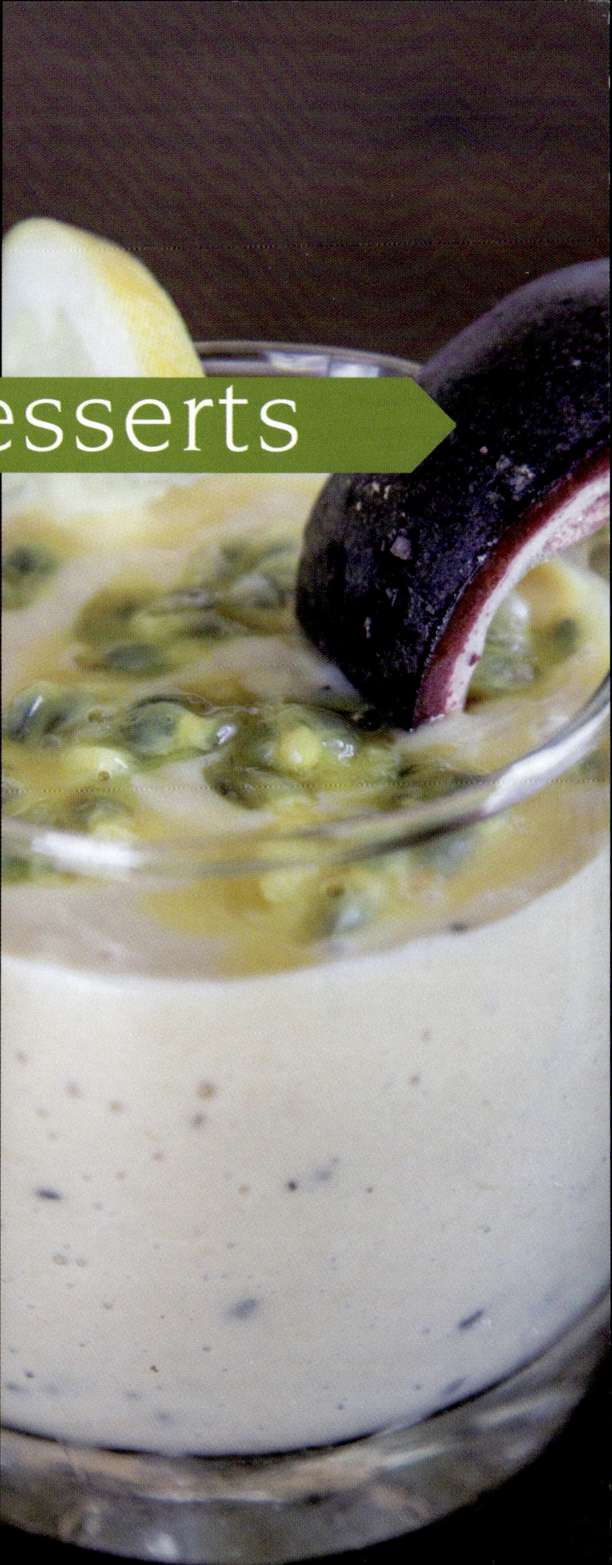

Brownie

Préparation 20 min
Cuisson 10 min
À noter
On peut ajouter quelques brisures de chocolat pour un côté croquant !

- 250 g de poudre d'amande
- 150 g de noix de coco en poudre
- 2 œufs
- 150 g de beurre
- 250 g de chocolat
- 60 g de miel

Faire fondre le chocolat cassé en morceaux avec le beurre et le miel doucement au micro-ondes.

Battre légèrement les poudres et les œufs. Incorporer les deux masses quand le premier mélange a légèrement refroidi pour ne pas faire cuire les œufs.

Faire cuire dans un moule plat et légèrement beurré à 180 °C pendant 10 minutes.

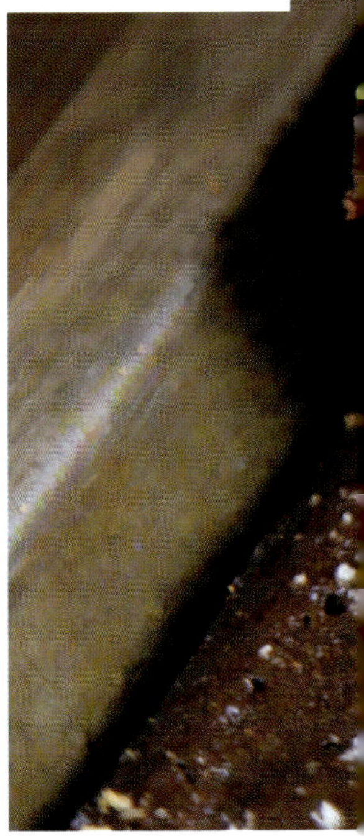

Muffins aux noix et miel

- 80 g de farine de noix de coco
- 110 g de beurre fondu
- 6 œufs
- 55 g de morceaux de noix
- 80 g de miel
- ½ c. à soupe de levure chimique

À l'aide d'un fouet, homogénéiser le beurre, les œufs et le miel.

Ajouter progressivement le mélange dans les ingrédients secs.

Faire cuire au four dans des moules à muffins à 180 °C pendant 10-15 minutes selon la grosseur des moules.

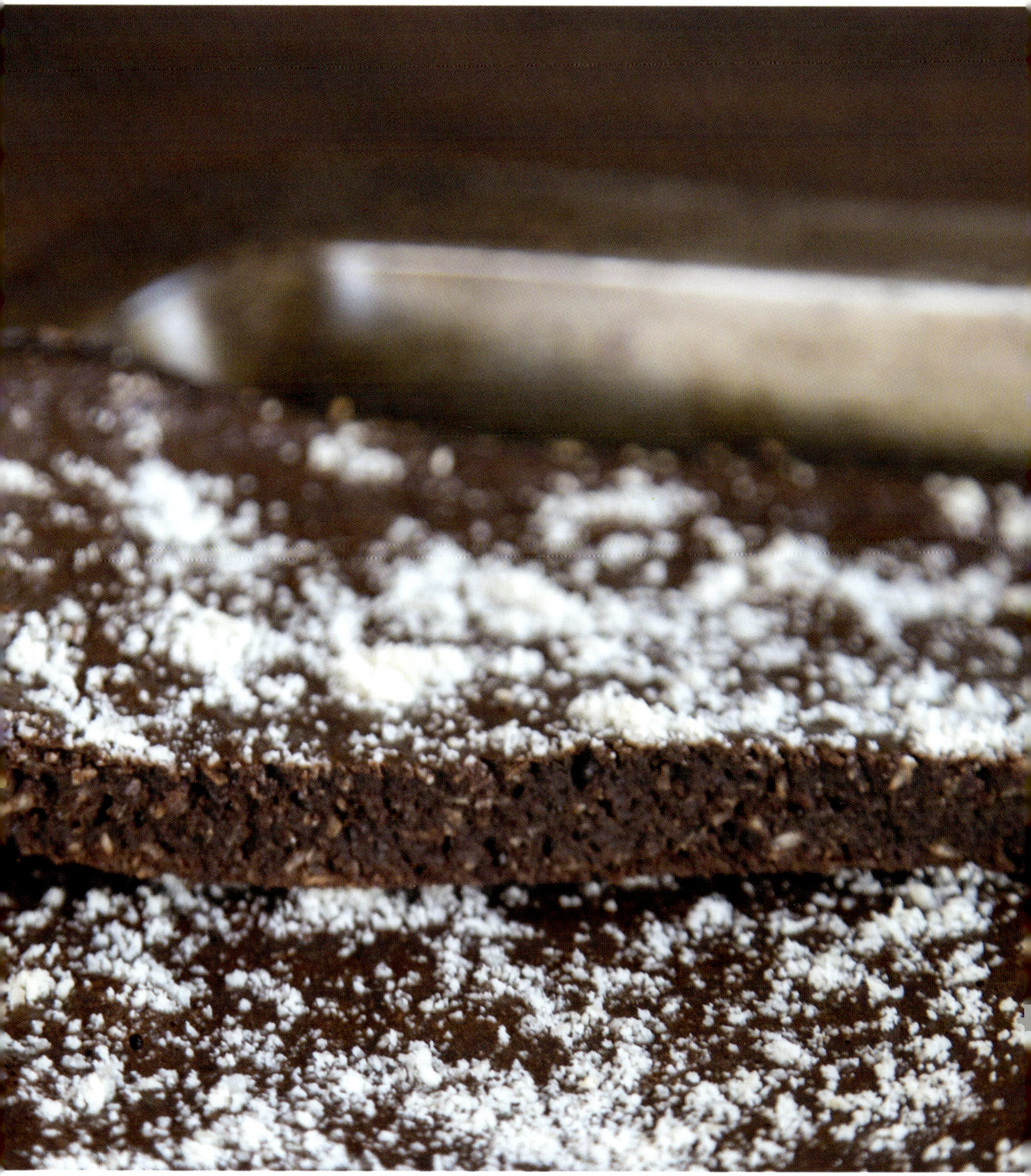

Poignée de noix et fruits secs

Préparation
10 min
Cuisson
10 min

50 g de noix
50 g d'amandes
50 g de noix du Brésil
50 g de noisettes
50 g de pignons de pin
1 blanc d'œuf
30 g de miel
50 g de fruits rouges séchés
50 g de raisins secs
25 g de canneberge
2 g d'anis en poudre
2 g de cannelle en poudre
2 g de muscade en poudre
½ gousse de vanille égrainée

À noter
À déguster lors d'une petite faim !

Dans un plat allant au four, mélanger tous les ingrédients, excepté les fruits secs. Faire rôtir le mélange jusqu'à coloration, puis sortir du four.
Une fois le mélange refroidi, y ajouter les fruits secs.

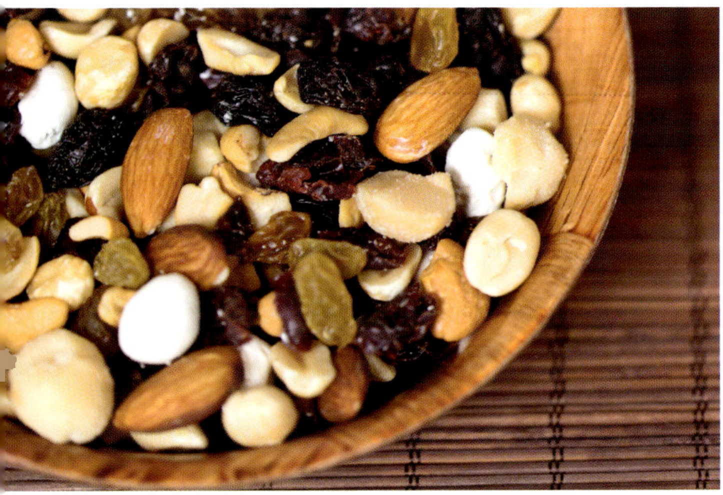

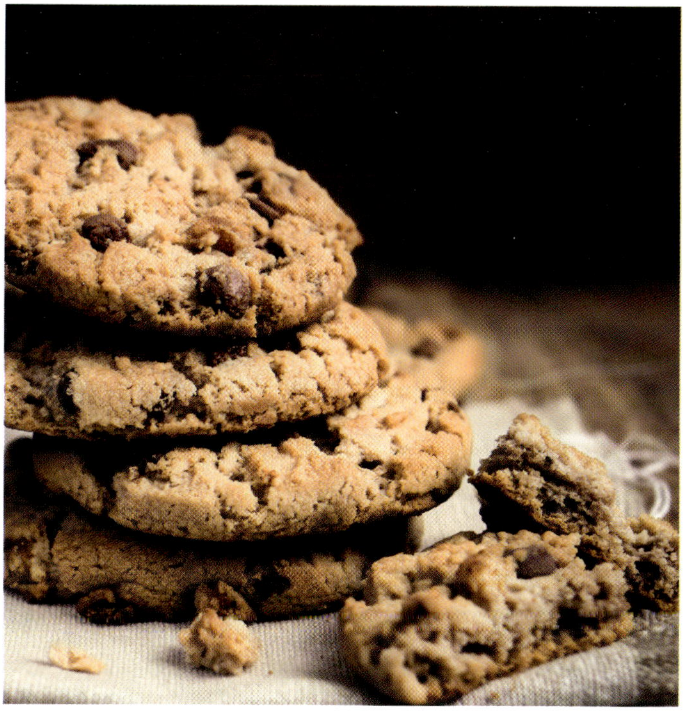

Cookies paléo

400 g de poudre d'amande
200 g de poudre noix
2 œufs
50 g de poudre de noisette
175 g de miel
150 g de pépites de chocolat

Préparation
10 min
Cuisson
12 min

Mélanger dans une calotte homogénéisée les ingrédients à l'aide d'un fouet.
Faire cuire sur papier sulfurisé les cookies à 180 °C pendant 12 minutes environ.

Smoothie

Préparation
5 min

10 ml de jus de citron jaune
1 fruit de la passion
1 mangue
40 ml de lait de coco
2 glaçons

Mixer les ingrédients dans un blender.
Il est possible de ne pas mixer le fruit de la passion et de l'égrainer dans le smoothie.

Pancakes à la noix de coco

2 œufs
25 g de farine de noix de coco
25 g de poudre d'amande
2 g de levure chimique
2 c. à soupe de lait de coco
20 g d'huile de coco
Miel ou fruits pour l'accompagnement

À l'aide d'un fouet, mélanger tous les ingrédients et conserver l'huile de coco pour dorer les pancakes. Les accompagner de miel et de fruits frais.

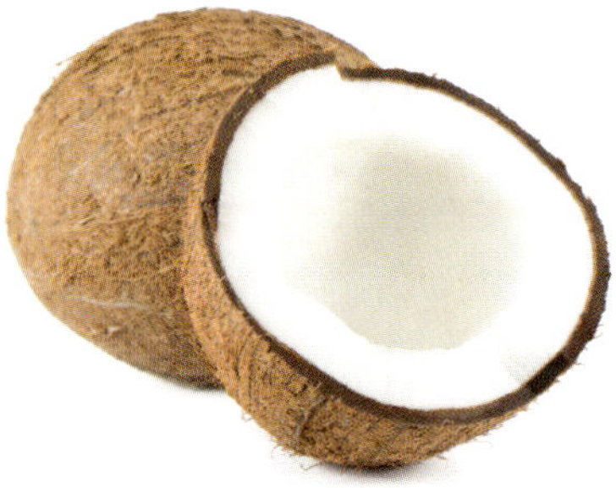

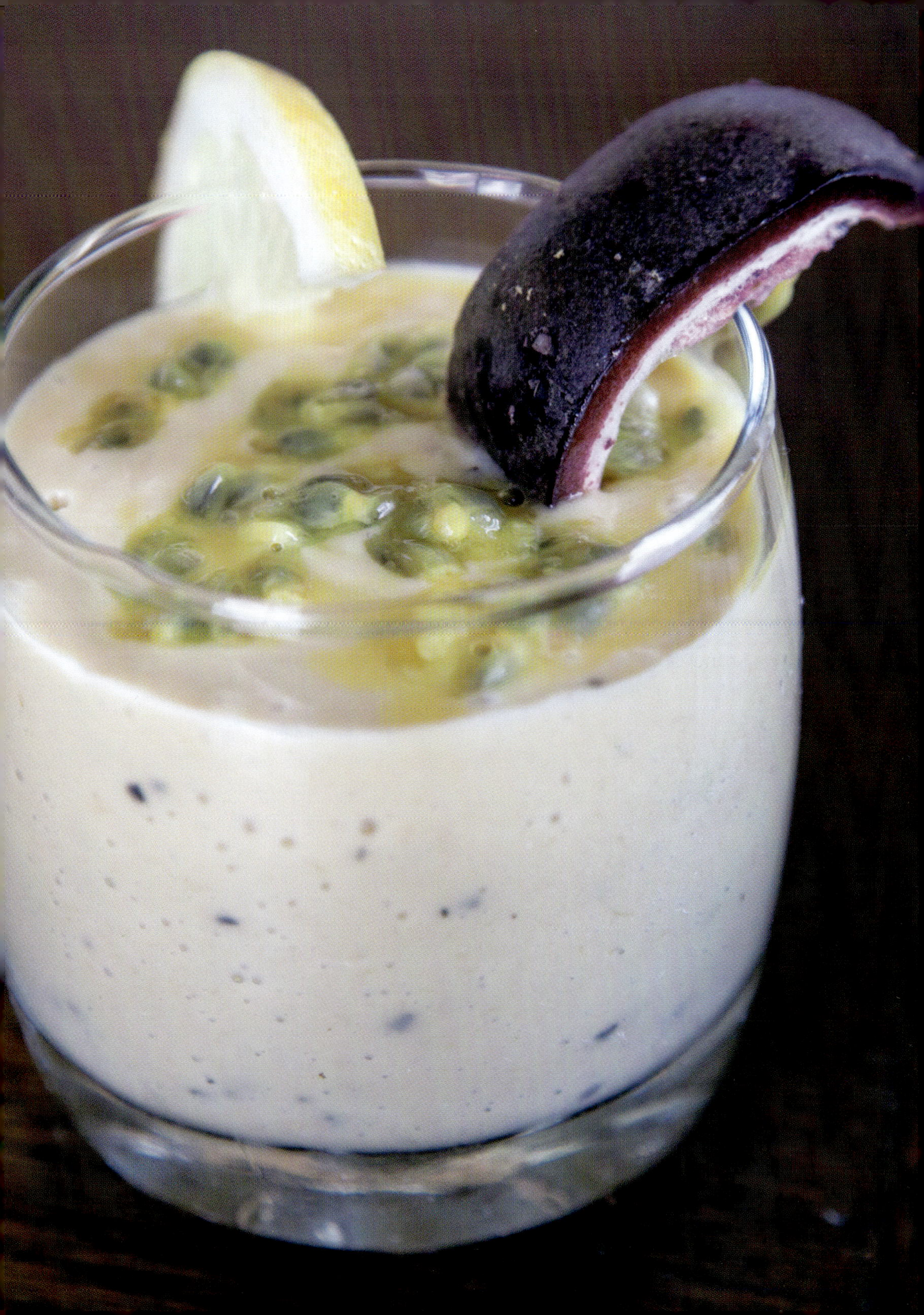

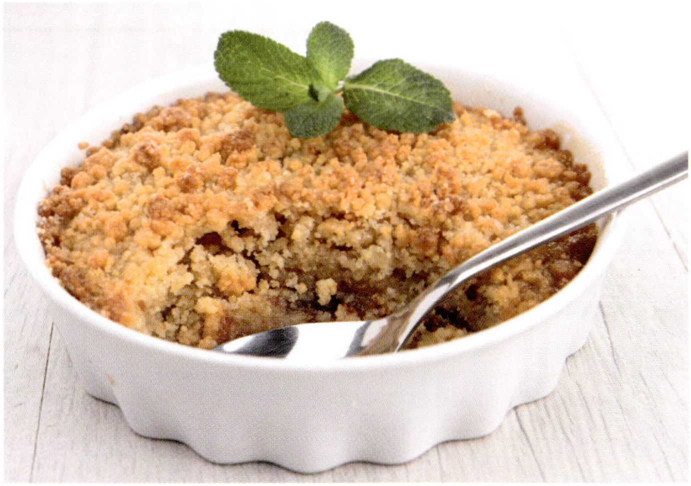

Crumble aux pommes

Préparation
20 min
Cuisson
30 min

750 g de pommes épluchées
45 g de miel
1 jus de citron
50 g de farine de coco
2 g de cannelle en poudre
250 g de poudre d'amande
200 g de beurre

À noter
Ne pas réaliser cette recette trop souvent car elle contient du beurre, un ingrédient qui n'est pas paléo.

Dans une casserole, faire caraméliser le miel puis déglacer avec le jus de citron.
Y ajouter les pommes coupées en cube et la cannelle.
Faire cuire la préparation pendant 15 minutes à feu doux.
Verser dans des ramequins ou un plat.
Faire fondre le beurre et l'incorporer aux farines.
Égrener le crumble sur les pommes et faire cuire au four à 180 °C pendant 10 minutes.

6

Cheesecake

Pour la base
80 g de dattes
80 g de noix de pécan
80 g de noix de coco râpé

Pour la crème
200 g de beurre de noix de coco fondu
400 g de noix de cajou non salées, trempées dans de l'eau 12 heures
100 g de miel non liquide
120 g de jus de citron
½ gousse de vanille égrainée

Préparation
40 min

Préparer la base. Mixer ces ingrédients dans un blender jusqu'à ce que la pâte s'amalgame uniformément.

Dans le fond du moule à bord haut, presser la pâte fermement.

Préparer la crème : égoutter les noix de cajou, puis les mixer avec les autres ingrédients jusqu'à l'obtention d'une crème lisse.

Il est important que ce mélange soit parfaitement homogène.

Couler la crème sur la pâte, puis laisser refroidir au réfrigérateur 6 heures avant de déguster le cheesecake.

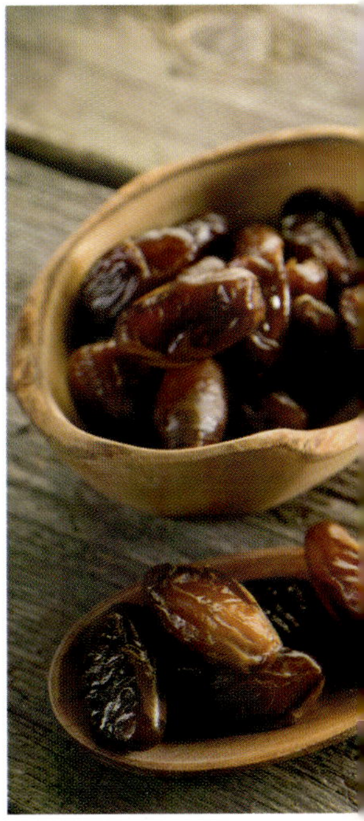

Mousse au chocolat paléo

Préparation
15 min

6 blancs en neige
250 g de chocolat noir
4 jaunes d'œufs
80 g de miel
½ jus de citron

Faire fondre le chocolat avec le miel au bain-marie. Clarifier les 6 œufs et garder 4 jaunes, les incorporer au mélange chocolat une fois tiédi.
Monter les blancs en neige avec le jus de citron et les incorporer dans la première préparation en deux fois. Laisser prendre dans des verrines et mettre la préparation au réfrigérateur.

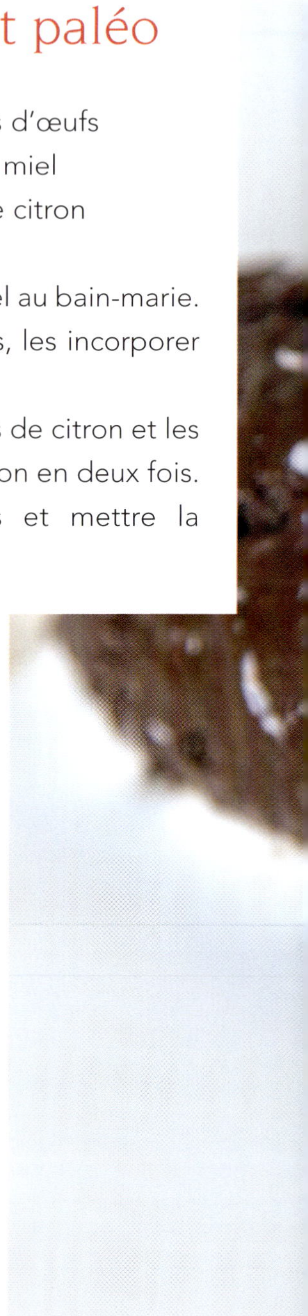

Parfait de potimarron

225 g de potimarron cuit
2 œufs
20 g de mélasse
80 g de miel
115 g de lait de coco
Les grains d'une demi-gousse de vanille
15 g de gingembre haché
2 g de cannelle
10 g de noisettes concassées

Dans un bol, mixer tous les ingrédients sauf les noisettes. Couler la crème dans des ramequins ; parsemer les noisettes sur le dessus, et faire cuire au bain-marie à 180 °C pendant 40 minutes.
Déguster froid ou chaud.

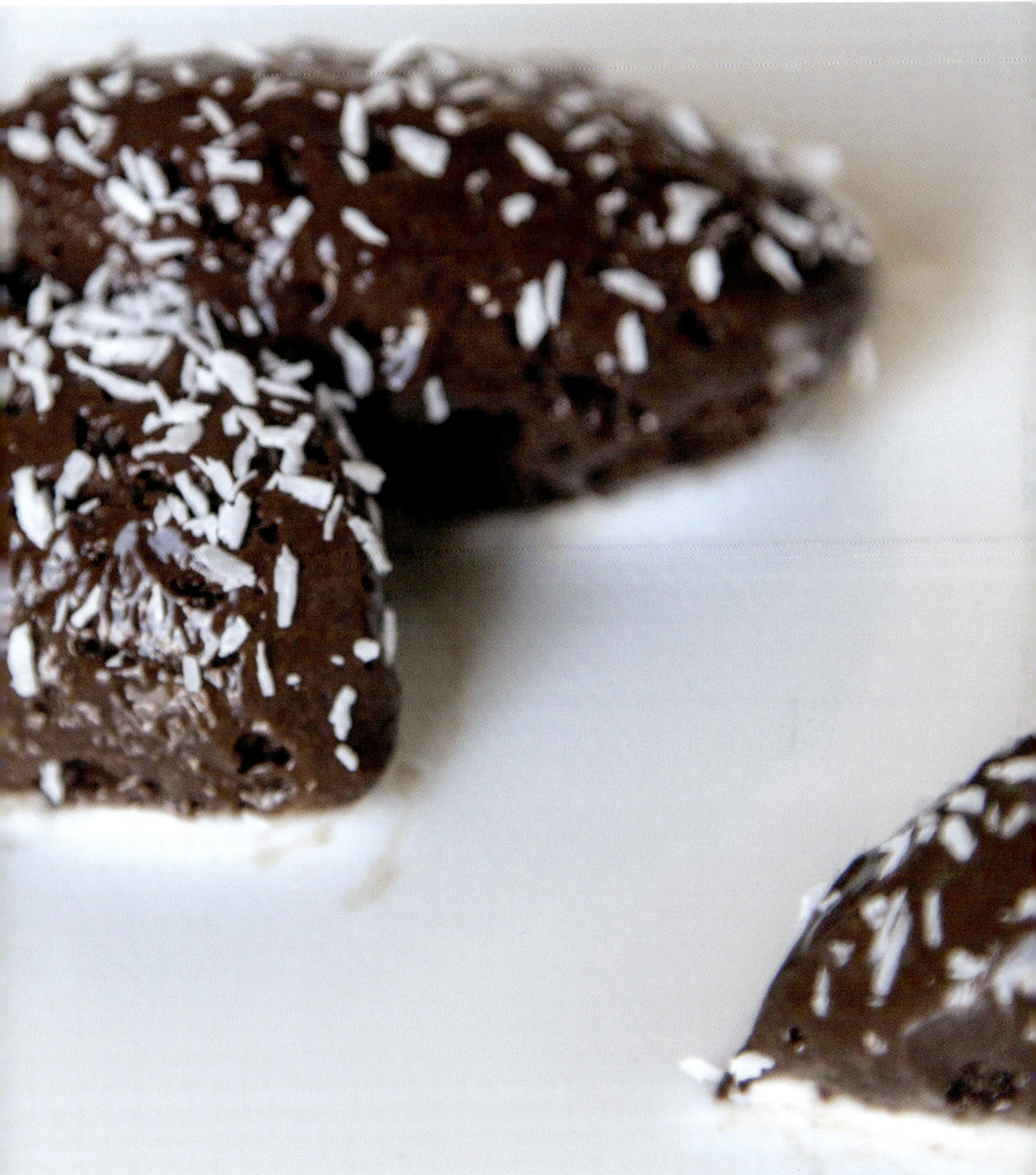

Parfait de fruits rouges

Préparation
20 min
Cuisson
45-120 min

100 g de fruits rouges
6 jaunes d'œufs
150 g de crème de noix de coco
50 g de lait de coco
30 g de miel
½ gousse de vanille
25 g de pistaches concassées

À l'aide d'un fouet, battre le miel et les jaunes d'œufs jusqu'à ce que le mélange blanchisse.

Ajouter les autres ingrédients et les grains de la gousse de vanille. Il est possible de mixer l'ensemble des ingrédients sauf les pistaches.

Faire cuire au bain-marie dans des ramequins à 180 °C de 45 minutes à 2 heures en fonction de la contenance des ramequins. Arrêter la cuisson quand les ramequins sont pris puis saupoudrer de pistaches.

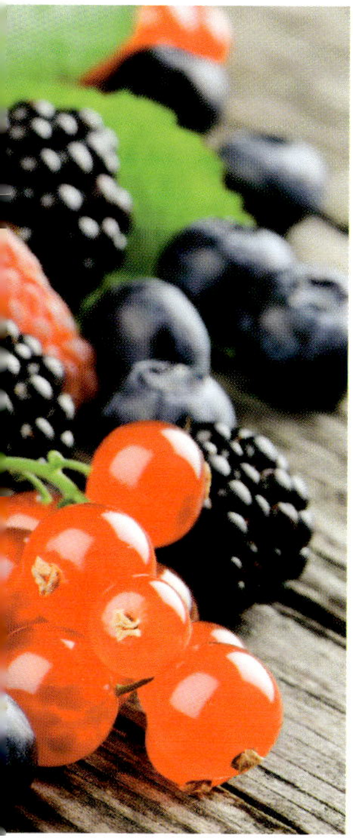

6

Gâteau aux amandes

4 œufs
250 g de poudre d'amande
40 g de miel
2 g de cannelle
½ sachet de levure chimique
Sel

Préparation
15 min
Cuisson
15 min

Séparer les blancs des jaunes d'œufs.
Incorporer le miel dans les jaunes.
Monter en neige les blancs d'œufs avec une pincée de sel. Délicatement, incorporer les blancs d'œufs dans les jaunes. Y ajouter les éléments secs.
Une fois le mélange homogène, verser la préparation dans un moule recouvert de papier cuisson.
Faire cuire à 175 °C pendant 15 minutes.
On peut y ajouter quelques fruits secs avant la cuisson.

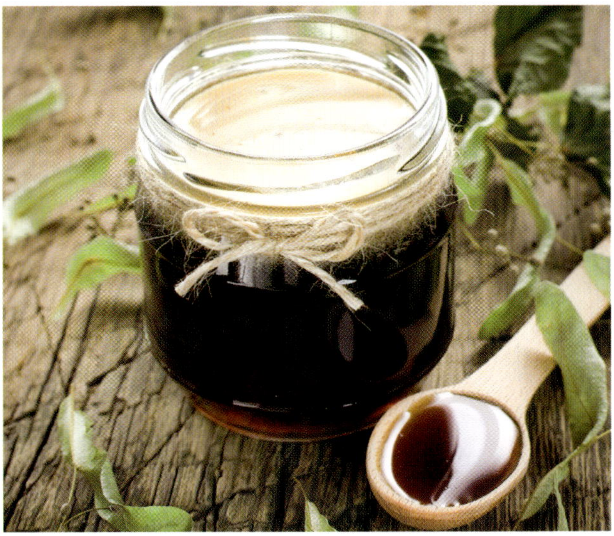

Soufflé à la noix de coco

Préparation
15 min
Cuisson
10 min

30 g de poudre de coco
50 g de miel
3 blancs d'œufs
20 g de lait de coco
5 g d'huile de noix de coco

Mélanger le lait de coco, le miel et la poudre de coco. Monter les blancs en neige et les incorporer délicatement à la première préparation, verser dans un moule graissé à l'huile de noix de coco.
Faire cuire dans un four préchauffé à 180 °C 9 minutes pour un ramequin classique. Contrôler la cuisson et sortir du four lorsque la collerette est colorée et que le soufflé a monté de 1 cm.

Pain paléo

165 g de farine d'amande
50 g de poudre d'amande
40 g de farine de noix de coco
5 œufs
15 g d'huile d'olive
45 g de beurre de noix de coco
¾ de sachet de levure chimique
15 g de miel
1 g de sel

Dans un batteur électrique, mixer les ingrédients secs. Ajouter les ingrédients liquides.
Une fois le mélange homogénéisé, remplir un moule à brioche.
Faire cuire le pain à 180 °C pendant 30 minutes.

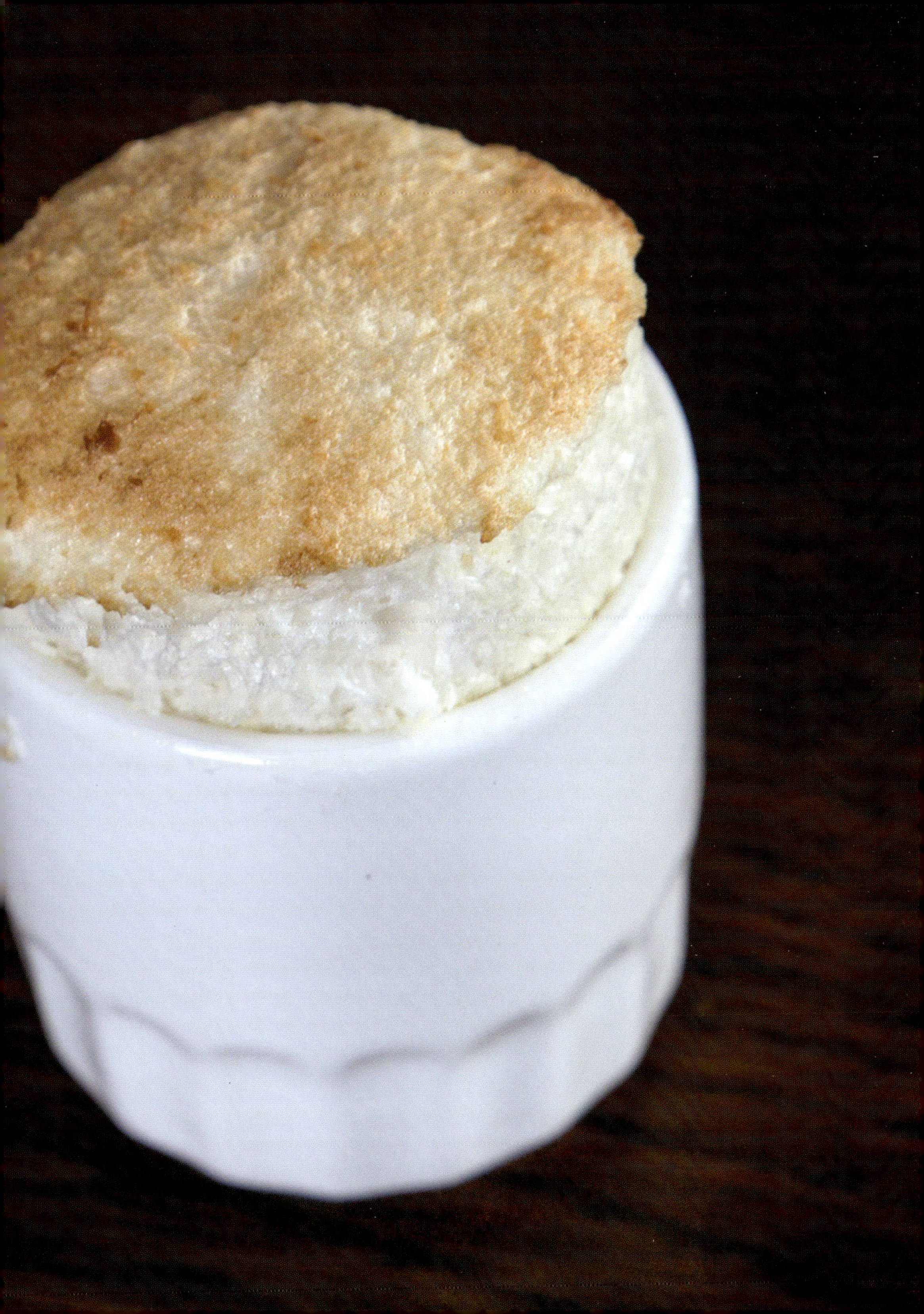

Tarte au citron paléo

Préparation
20 min
Cuisson
15 min

Pour la pâte
150 g de beurre
1 œuf
175 g de poudre d'amande
175 g de noix de coco en poudre
30 g de miel

Pour la garniture
175 ml de jus de citron
100 g de miel
5 œufs
25 g de lait de coco
40 g de beurre
1 zeste de citron

À noter
Ne pas réaliser cette recette trop souvent car elle contient du beurre, un ingrédient qui n'est pas paléo.

Préparer la pâte : dans un blender, mixer tous les ingrédients à froid. Bouler la pâte puis l'étaler dans un plat beurré, la précuire au four pendant 8 minutes à 180 °C. Préparer la garniture : dissoudre le miel en le chauffant légèrement dans le jus de citron contenant les zestes. Refroidir le mélange en ajoutant le lait de coco, les œufs, recuire très légèrement sur le feu la préparation sans cesser de fouetter. Une fois le mélange épaissi, retirer du feu puis y incorporer le beurre. Verser la crème citron dans le fond de tarte et faire cuire 5-6 minutes à 170 °C.

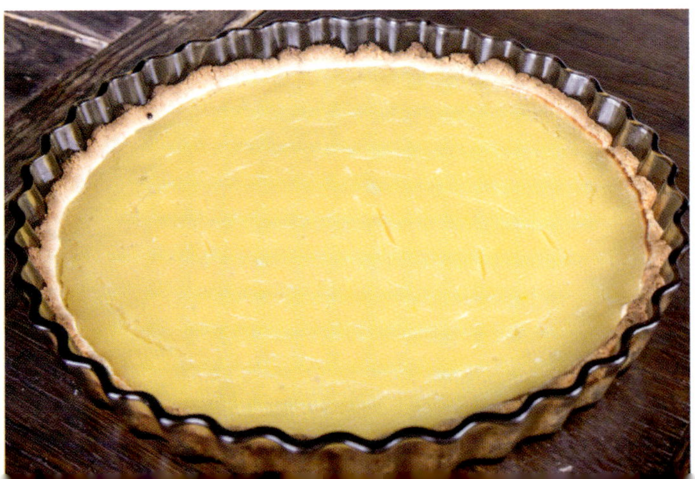